翟双庆解读
黄帝内经 [六气篇] 之 风·寒·暑

翟双庆 著

于 宁　王智瑜　刘晓辉　王维广

王慧如　李梦琳　刘 哲　梁 艳

刘金涛　陈敬文　黄玉燕　陈子杰

白俊杰　焦 楠　吴宇峰　王媛媛

车轶文　姚克宇　李永乐　辛小红

整 理

科学出版社

北 京

内 容 简 介

　　《黄帝内经》是我国入选世界记忆名录的两部医学古籍之一，在中医的传承与发展中起到了不可磨灭的作用，被誉为医家之宗。本书是与 CCTV 10《百家讲坛》节目《翟双庆解读〈黄帝内经〉》同步推出的科普著作。北京中医药大学博士生导师、中华中医药学会内经学分会主任委员翟双庆教授结合 30 余年的研究心得，以《黄帝内经》对六气的认识为切入点，着眼"风、寒、暑"结合日常生活、临床实践，用深入浅出的语言进行解读。让读者在一个个妙趣横生的生活案例中，读懂健康，走近中医。

　　本书适用于关注养生保健、热爱传统文化的广大中医药爱好者参考阅读。

图书在版编目（CIP）数据

翟双庆解读黄帝内经.六气篇之风·寒·暑 / 翟双庆著. — 北京：科学出版社，2017.3

　　ISBN 978-7-03-052027-2

　　Ⅰ.①翟… Ⅱ.①翟… Ⅲ.①内经－养生（中医）②运气（中医）
Ⅳ.① R221 ② R226

　　中国版本图书馆 CIP 数据核字（2017）第 041434 号

责任编辑：鲍　燕　曹丽英 / 责任校对：张怡君
责任印制：徐晓晨 / 封面设计：北京图阅盛世文化传媒有限公司

科学出版社 出版
北京东黄城根北街 16 号
邮政编码：100717
http://www.sciencep.com

北京虎彩文化传播有限公司 印刷
科学出版社发行　各地新华书店经销

*

2017 年 3 月第 一 版　开本：720 × 1000 1/16
2021 年 5 月第三次印刷　印张：14 1/2
字数：300 000
定价：49.00 元
（如有印装质量问题，我社负责调换）

前　言

中医药是中华文化伟大复兴的先行者，是中华民族优秀文化的重要组成部分。诚然，中医药发展至今天，确实已经不仅仅是一门医学，它蕴含的认识人体、认识社会、认识自然的方法，已经形成了一种文化。历经数千年积淀的中医药学，已形成具有自己独特意义的理论思维方法，这些方法已成为东方科学思维的典范。

然而，在当今科学技术飞速发展的形势下，有许多人对于中医特别是中医思维的认识，还远远不够，甚至一些科学工作者也不了解、不理解。再加上中医药行业确实有一些不规范的现象，中医药医疗保健市场鱼龙混杂，学术上也存在争论与不统一。因此，从学术的角度对中医药进行正本清源的科普工作是十分必要的。

在中医药文化当中，从功能、整体、运动的角度认识事物，全面、综合、系统、联系、辩证地看待事物是其精髓，也是我们需要继承与发扬的重点。运用这种思维方式不仅可以认识人体自身的生命活动规律，还可以处理人与疾病、人与自然、人与环境、人与人、人与社会的各种复杂关系，有助于构建和谐社会；可以运用到团队管理、企业管理之中，使中华民族更加凝聚。

而这些认识事物的方法，正蕴藏在被誉为中医"第一经典"的《黄帝内经》之中。《黄帝内经》是我国现存医学文献中最早的一部典籍，它分为《素问》与《灵枢》两个部分，各9卷81篇，共162篇。书中主要以人的健康和疾病为中心，结合了古代的哲学、术数、天文、农学、历法、地理、气象、物候、社会学等多门学科，讲述天、地、人之间的关系，进而对生命的规律进行了探讨与分析，建立了完整深奥的中医理论体系。它一是用"从其用而知其体"的象思维方式，从功能现象的角度把握生命规律，便于人们更直接有效地认识各种事物；二是把生命现象放在其生存的自然、社会环境中，强调"天人一体"、"形神一体"的观念，从整体的角度把握生命规律，便于人们更加全面综合联系地分析各种事物间的关系；三是将时间流转与空间变化结合起来，从运动的角度把握生命规律，便于人们更加辩证地看待事物的发展变化。因此，对于《黄帝内经》的科普工作，是对中国传统文化的传播，关系到中华文化的传承。

2016年4月，中央电视台科教频道（CCTV 10）播出了由我主讲的《翟双庆解读〈黄帝内经〉——五脏篇》。该部分内容，从《黄帝内经》对五脏的认识为切入点，讲述中医是怎样看待人体自身的。这是中央电视台《百家讲坛》栏目首次从文化的角度系统地解读中医第一经典——《黄帝内经》。节目播出之后受到了一定的认可，使我更加坚定了致力于中医药文化科普工作的决心，也增添了我继续开展《黄帝内经》科普宣讲的信心。

于是，继《五脏篇》之后，又推出了《六气篇》。此次，我们选取"风、寒、暑"为着眼点，阐述《黄帝内经》是怎样认识自然，怎样看待人与自然的关系，以及是如何通过自然界更进一步地认识人体，从而达到与自然的和谐相处。因此，除对于《黄帝内经》自然界对于人的影响这一部分内容的讲授，还将涉及应对气候环境变化的保健、调护、养生知识，从医理、哲理的角度，辩证相关地看环境、社会、心理的人。树立中医治未病的医学观念，并将倡导顺应自然规律，保护生态环境，注重心身的相互沟通，相互协调，崇尚"天人相应"，和谐平衡的心身统一观。同时也在文化的角度上，进一步普及与东方文化一脉相承的思维模式及认识事物的方式方法。

今天，我们将这一部分的内容集结成书，将《黄帝内经》这样一部古老而又博大精深的典籍，特别是其蕴含的这种思维方式传递给诸位读者，让更多的人能够认识它、了解它、喜爱它、运用它，使其更好地服务中国、服务社会、服务人类。也希望广大读者能够提出宝贵意见，以便进一步提升此项工作的水平。

　　在此次节目的录制及书籍的编撰过程中，中央电视台、科学出版社以及我的团队，一如既往地给予支持和帮助，在此表示由衷感谢！

翟双庆

2017年1月26日于北京

目　录

第一集
人体的奥秘

在解读《黄帝内经》第一部中，我们主要讲的是如何认识人体，基于五脏为人体中心的思想，对五脏进行了解读。那么人又是如何产生各种疾病的呢？我们知道人是生活在自然界中的，因此疾病的产生离不开自然界邪气的干扰，也就是所谓外邪的侵犯。所以，在解读《黄帝内经》第二部中，我们将会探讨、解释自然界中的这些邪气是如何侵犯人体、影响人体进而产生疾病的。

在自然界中影响我们人体最多的，或者说，我们感觉到最明显的就是自然界的风、寒、雨这些自然现象，《黄帝内经》把这些称为六气。所以，第二部我们主要对六气进行分析和解读，告诉大家《黄帝内经》是如何运用认识六气的方法来认识人体的疾病，如何进一步指导我们的用药与治疗。那么说到这儿，可能大家都会想，人生活在自然界当中，便会受到自然界方方面面的影响，那么自然界是如何影响我们人体的？人体又为什么会受到自然界的影响？这就是我们今天所要讲的话题——天人一体。

一、人与天地是一个整体

近段时间，有这样一个物理范畴的科学话题特别受人们关注，那就是"引力波"。2016年2月11日，是中国农历的大年初五，美国国家科学基金会正式宣布，人类首次探测到了被称为"时空涟漪"的引力波。引力波到底是什么？要具体搞清楚，可能需要了解天体物理学，要了解广义相对论，恐怕还要知道爱因斯坦的四维时空和他的一系列预测。当然，这对于我们大家来说并不是很容易能做到的；但这并不妨碍人们接收引力波。

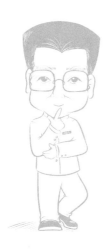

人与天地是一个整体，自然界的方方面面都影响着人体。

我们首先简单解释一下引力波。它是由距离我们13亿光年处的两个不算太大的黑洞发生合并而产生的。当它"击中"引力波探测器时，也同时"击中"了每个地球人。在引力波的作用下，我们的身体在某一个方向上先轻微拉长、然后收缩，在另一方向上身体轻微的收缩、然后再拉长，这样来回反复振荡，直至引力波消失。这其实是说，13亿年前，在离我们很遥远的宇宙中，两个不算太大的巨型天体（黑洞），发生了融合，影响到13亿年后的我们。根据这个原理，一些人出于商业利益的目的，对引力波概念进行炒作：某电商网站上就出现了宣称能预防引力波的商品，如面膜、孕妇背心和肚兜，甚至某些水果都被号称具有抗引力波的作用。以此来号召大家采取措施，消除外界物质带给我们的影响。事实上，哪怕你的身体有几千米高，变化幅度也不超过一个原子核的尺寸，十分微小，因此这个变化人类很难觉察到，这也是那些科学家费了很大力气才找到引力波的原因。但是不管你感觉到感觉不到，人都是接收它了的。

这个被证实确实存在的微小的引力波，告知我们一个道理，我们每个人，时时刻刻都在接受外界环境的影响，即使是千里之外、几亿光年之外的一个事物运动，都会影响到我们人体。也就是说人与万物、与世界乃至整个宇宙，都是一体的，相互影响，相互感应。这正如《灵枢·邪客》所言，"此人与天地相应者也"，应就是呼应，相互影响、感应，这种感应可能并不一定是我们自身所感知的，但其确实存在，这也是中国古人的"天人相应"观念的体现。

二、天人相互感应

知道了天地可以影响人，和人共同成为一个整体，那《黄帝内经》是怎样进一步阐释这种天人关系的呢？在《黄帝内经》中所说的天和宇宙又是什么？

（一）气是万物本原——人与天地密切相关

《素问·天元纪大论》云"太虚寥廓，肇基化元，万物资始，五运终天，布气真灵，总统坤元。""太虚寥廓"就是指我们整个的宇宙广阔无垠，无边无际。"肇基化元"，"肇"是"始"的意思。"基"可以理解为"基础"或"力"的意思。也就是说在这广阔无垠的宇宙当中存在着气，"气"是万物的基础，万物皆由气所化生。其中气又可以分为阴、阳，或者按五行的属性分类。它们相互作用就形成了我们世界上的万事万物，包括我们有生命的人。所以它叫"布气真灵"，这个"真灵"实际上就是生命体。这里，它主要说明宇宙间的万事万物，各种事物都由气来化生，一气而为。所以古人就认为人跟整个宇宙，跟万事万物，是一个整体。而且宇宙万事万物它都有一个统一性，这个统一性就是气。正是由于万事万物都是由气所化，所以万事万物之间就存在许多的联系，所以这里实际将人与整个宇宙都统一到气上来，也就使得我们人与天地成为一个整体，使得万事万物之间、人跟我们天地之间都有着密切的联系。

这段经文是说在广阔无垠的宇宙虚空中，充满着无穷无尽具有生化能力的气，它是构成宇宙的本始物质，自然界的万物依靠它开始化生，开始有生命。气敷布宇宙、天空，统摄大地，而且世间万物皆由气所化化，因此万事万物成为一体。刚才我们所提到的引力波，其实就是在科学层面的天人一体、天人相应的体现，这种感应我们并不能够敏锐地察觉到。但是其实在日常生活中，天地带给我们的影响在很多情况下我们是能够明确地感知到的。

我有个患者，一进诊室就跟我说，得了"顽固性感冒"，夏秋之际，天气多变，换衣服不及时，饮食不当，所以导致了反复的"热伤风"，听起来病因和结果说得非常清楚了。我就问都有什么症状，她说最初出现打喷嚏、流鼻涕的症状，当然还有点嗓子痒痒，带点咳嗽，头也不疼，也没有发热，觉得去医院太麻烦，就自己吃了点感冒药，效果也不明显，反反复复总是不好。严重的时候就出现了憋闷的感觉，走几步就觉得有点喘不过气来，所以到门诊来看看。就在我问诊的过程中，这个患者喷嚏阵阵，每次常连续数个之多。由于鼻子眼睛都不舒服，还经常挤眼揉鼻。我就继续追问，患者告知基本上每年的这个时候，她都有这样的症状，可以说是年年发作，严重影响生活质量和工作。

这个病其实并不是所谓的"顽固性感冒"，在西医诊断里，应该属于过敏性鼻炎的范畴，由于迁延日久累及了结膜和咽喉。其实这样的患者很常见，一到百花盛开的季节，就出现鼻子痒、打喷嚏、流清水样鼻涕、鼻子堵塞的症状，同时也闻不到什么香臭的气味，有很大一部分患者就发展为季节性过敏性哮喘。其实这就是自然环境中的花粉或者其他的物质，对我们产生的影响。这种情况引发的过敏性哮喘，在《黄帝内经》中就有所记叙。《灵枢·刺节真邪》云："阳气大逆，上满于胸中，愤瞋肩息，大气逆上，喘喝坐伏，病恶埃烟，饲不得息"，就是讲阳气暴逆于上，充满胸中，胸部胀满，呼吸时张口抬肩等病症，或胸中之气上逆，以致气喘喝喝有声，或坐或伏而难以仰卧，并且害怕尘埃和烟雾，一遇烟尘等物则病势加重，使得喉咙噎塞而有窒息感。

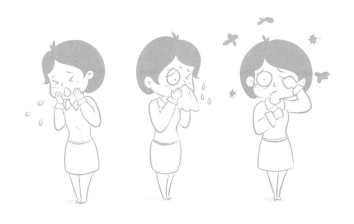

过敏样症状表现

　　那怎么治疗呢？除了给予一些汤药针灸治疗外，同时由于是外界环境所引起的疾病，我们也会给予起居上的指导。比如让她不要到鲜花较多、植物茂盛的地方去；可以适当晒晒太阳；多晒晒家里的衣服、被褥；适当增加运动等。

　　没过多长时间这个患者过来复诊，同时还领来了她的一位朋友。这个患者说她服过药、经过调整之后，症状明显减轻，但是这个闺蜜出了点问题。原因是听我说鼓励多晒太阳，她就和这位闺蜜还有一群朋友跑到了海边，准备多接受太阳光的照射，来个日光浴。结果她倒还好，觉得自己体质弱，不太强健，晒得少，也没敢下水，而她的这个陪晒的闺蜜，下海玩得很高兴，晒的时间也比较长，就晒出问题来了。这个手臂和后脖子上啊，红色的一块一块的，有的地方皮肤都肿起来了，甚至还有点零星的水疱，痒痒的不行，一碰还有点刺痛，人感觉也有点恶心。这是由于日光照射过度后产生的急性光毒反应，也就是我们常说的紫外线过敏、中医称较严重的为"日晒疮"，我们诊断这个女孩是中暑再加上晒伤。

这两个女孩，得的疾病，其实都与其所处的环境息息相关，一个是因为花粉、一个是因为阳光暴晒。这些在一定原因上，都是由于人受到周围环境影响，而产生的疾病。这里所指的环境是以物质为基础的自然环境，是以阳光、空气、水、土地、植物、动物等为要素的，现在房地产行业流行"健康地产"的概念，就是在房屋建设的过程中，更多地考虑了小区环境。包括选择种植有益于人健康的花草树木；安装带有调节紫外线功能的玻璃；水经过多重处理，有直饮水、矿泉水；进入房间的空气经过新风系统等，就是充分考虑了这些要素，建造健康、合理的房屋。这些其实都是人类为了适应，或者说是改善环境而做出的努力，其实另一方面，更体现出人们已经认识到自然环境是与人密切相关的。

由此我们也可以看出《黄帝内经》中的"天""地"，很多时候代指了我们现在的自然环境，包括我们所说的阳光、空气、水、土地、植物、动物等要素。天地通过气，默默地影响着我们人体形体百骸，因此，《素问·生气通天论》曰："天地之间，六合之内，其气九州九窍、五脏、十二节，皆通乎天气"。

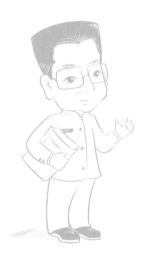

《黄帝内经》中的"天""地"，很多时候代指了我们现在的自然环境，包括我们所说的阳光、空气、水、土地、植物、动物等要素。

那么有人就会问，这个气到底是什么？为什么万事万物是由气生化而来的？

从字面意思来看，"气"主要是指风、云、雾等自然界的气体存在。而我们所说的气，则是充斥于宇宙之间的、世界的本原，是构成天地万物的最基本元素。在中医学中，气由于其极其细微，故称之"无形"，但并非气不存在，只不过肉眼难辨而已。气的存在，可通过其运动变化及其产生的物质而表现出来。因此称之为"聚则成形，散则为零"。《素问·六节藏象论》云："**气合而有形，因变而正名**"。什么意思呢？也就是说气聚合在一起，形成了有形状的物。因变而正名，变在这里实际上是变化的意思。气里边有属阴或属阳的，又有以五行属性不同而分类。无形之气是有形之物的根本，万物也都是靠气的相聚而产生的。气阴阳的多少决定着物质的种类、形态。

很多人都知道老子《道德经》中的这样一句话"道生一，一生二，二生三，三生万物"。这里的一就是指气，气又分为阴阳，不同的气，相互聚合，就形成了不同的事物。因此，《素问·阴阳应象大论》云："**积阳为天，积阴为地**"。阳气清轻，自然界的清阳之气相聚和成为无形的太虚，形成了苍莽的天宇成为了天；阴气浊重，自然界的浊阴之气降而凝聚成为有形的物体，构成了五彩缤纷的大地。所以在很多时候，天地就代表了我们的自然界。

（二）气的交感——产生万事万物

《素问·宝命全形论》云："**人以天地之气生。**"其实除了人，世间的万事万物都由天地之气而产生。有人又会问了，天高高在上，地在我们的脚下，两者相距甚远怎么会产生万事万物呢？

仅仅有天或者仅仅有地，也就是仅有阳、阴，是不能够孕育事物的。天地的阴阳之气必须相互协调、相互交感、相互融合，方能成为世间的万事万物，而人类是整个世界的特殊组成部分，当然也是天地阴阳之气相互交感的结果。因此，《灵枢·本神》阐述为："**天之在我者德也，地之在我**

者气也，德流气薄而生者也。"也就是说天与地相互交感，构成了有生命的人。

我们再举个例子，说说日常所见的云和雨。有一首歌歌词是这样写的："天上有朵雨做的云，云的心里全都是雨。"云和雨的关系，就是这样相互转化、难解难分。雨是云遇到冷空气凝聚成滴，而落到地上。雨落到地上总有一天又会重新被蒸发上天成了云，而云也随时会下雨。这就是天地之气相互交感的结果。《素问·阴阳应象大论》云："地气上为云，天气下为雨，雨出地气，云出天气。"天地阴阳之气上升下降，彼此交感而形成云雨，而天地间的万事万物也皆同此理，都是由天地阴阳之气相互交感而产生的。

"春游芳草地，夏赏绿荷池。秋饮黄花酒，冬吟白雪诗。"一年四季，多姿多彩，风景如画，美不胜收。然而一年四季究竟是怎么来的？现代科学解释四季，是说太阳沿黄道运行一周，就形成了一年的春夏秋冬。在《素问·五运行大论》当中有"寒暑六入，故令虚而生化也。"寒暑六入指的是什么？指天上的，风寒暑湿燥火这样的天气，必须到达大地，才能使大地产生我们四季的一系列的变化，所以叫做"故令虚而生化也"，这个虚在这里实际就指我们大地。因此也才有我们四季的春夏秋冬这样的变化。那么在古代的中国，很早就认识到了春夏秋冬的特点，但是古人是怎样解释四季的呢？其实春夏秋冬也是天地阴阳二气相互交感、运动变化的结果。在《黄帝内经》中春夏秋冬即反映了时间的变化，而更重要的是反映了阴与阳相互交感、相互作用消长平衡的动态变化。什么叫春呢？春实际上就是阳气处于初生状态所占的时段。这个时期，阳气逐渐增加，而阴气逐渐减少，气温渐渐转暖，百花盛开。夏就是阳气处于隆盛的状态，阴气相对最少，所以天气较为炎热；秋就是阳气渐渐收敛，阴气逐渐壮大，气温渐渐降低，花木凋零；而冬天，阳气最少而阴气相对隆盛，所以天气寒冷。就是说阴阳之气的变化产生了春、夏、秋、冬。

（三）气乃中介——使万物相互感应

说到这里，可能有人又要问，自然界的这个变化靠什么来影响我们的人呢？有的时候我跟这个气，跟那个物体离得还挺远，它如何影响到我了？这也就是所谓自然界影响我们的人，或者是物跟物之间相互影响，它的中介到底是什么？其实这个中介，古人仍然认为是气。

说起四季，就不免想起北京的四季。夏天，知了叫个不停，晒得树叶都有点打蔫，一般大家都愿意待在空调房里，否则身上汗就出个不停，再看看外出的男生们穿半截袖，女孩子穿起丝质纱质的裙子，时不时地喝点冰镇北冰洋汽水、吃点冰棍雪糕。冬季寒冷，出门都穿上棉袄、羽绒服，围上头巾戴上手套，最受欢迎的食物莫过于铜炉火锅，大家围坐一起，吃着热气腾腾的涮肉，感觉是冬天最幸福的时刻。由于夏天与冬天气温的不同，我们选择了不同的衣着和饮食方式，这其实就是最直观地展现自然界对人们生活的影响。如同引力波对人微小的影响一样，人时刻都感受着来自天地宇宙的影响。那么人到底是怎样感受这种影响的呢？是什么在传递着天地万物之间的信息？

这个答案，还是气。气除了是构成万物的基础，也是天地万物相互感应的中介。有这样一个有趣的故事，出自韦绚的《刘宾客嘉话录》（刘宾客即刘禹锡，曾任太子宾客）：唐朝时候，洛阳某寺一僧人房中挂着一种乐器——磬，它经常自鸣作响。僧人因此惊恐成疾，求医无治。他有一个朋友叫曹绍夔，是朝中管音乐的官员，闻讯特去看望僧人。这时正好听见寺里敲钟声，磬也作响。于是曹绍夔说："你明天设盛宴招待，我将为你除去心疾。"第二天酒足饭饱之后，只见曹绍夔掏出怀中铁锉，在磬上锉磨几处，磬再也不作响了。僧人很觉奇怪，问他所以然。曹说："此磬与钟律合，故击彼应此。"僧大喜，病也随着痊愈了。这个故事，稍稍懂一些物理原理的人都知道，这是共振效应，磬伴随着寺院敲钟，是乐器共振共鸣的结果，也是自然界中物质与物质之间的相互感应。这种感应依靠的就是那些无形的、连续不断的气。

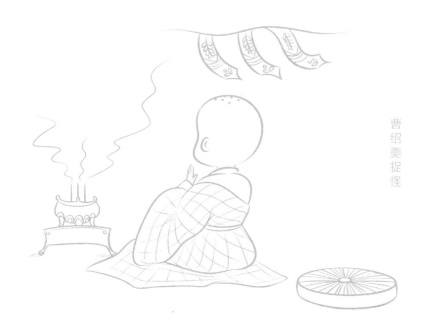

曹绍夔捉怪

　　中国古代哲学认为，宇宙万物之间都充斥着无形的、运动不息的、极细微的物质——气。《素问·六微旨大论》云："升降出入，无器不有。"而这种气，相聚则成为具有形体的宇宙万物，而事物与事物之间也同时充满了无形的气，气能影响到物质、传递信息，使物质相互感应，所以气是物质之间的中介。也正是因此，有形之物间，有形之物与无形之气间，不论距离远近，皆能相互感应。

　　感应用现代科学解释也可以理解成为气场效应。据现代物理学的认识，自然界不仅有空间上分离的基本粒子、原子、分子以及由它们构成的基本物质形态，即实物，称为非连续性或粒子性物质，而且还有空间上连续分布的电场、磁场、引力场之类的不是由原子、分子组成的物质形态，称为非粒子性或连续性物质。气聚则"有形"形态类似于前者，而"无形"的气类似于后者。英国著名自然科学史学家李约瑟认为"气可以是气体或水汽，但也可以是一种感应力，像现代人心目中的以太波或辐射线一样精微"。

事物间的相互感应是自然界普遍存在的现象，各种物质形态的相互感动，相互吸引，相互影响，相互渗透，相互作用都是感应。像夏天热会出汗、冬天会感觉寒冷，像月球的运动对海水潮汐的影响，磁石吸引铁块，甚至人与人之间的感情交流都是一种感应。

三、天人在结构上相应

我们的祖先一直都认为自然界和人体有关系，天地与人除了可以相互感应外，《黄帝内经》还认为天地与人在结构上相应。在古代神话"盘古开天地"里，人类始祖盘古死去的时候，身体的各部分化成了自然界的万物：呼出的气变成风和云，声音变成了雷鸣，左眼变成太阳，右眼变成月亮，手足和身体变成了大地的四极和四方名山，血液变成了江河，头发变成星星，肌肉变成田地，牙齿、骨头、骨髓等变成金属、石头、珍珠、玉石等，皮肤和汗毛变成花草树木，汗变成了雨露和甘霖。当然这是神话传说，但在医学经典著作《黄帝内经》中，我们也能看到这种将自然界的事物与人体某部分对应的理念。比如，地上有河流，流通水液，灌溉土地；人就有经脉，周流气血，滋养四肢百骸。《素问·阴阳应象大论》曰："六经为川，肠胃为海，九窍为水注之气。"就是说人体的经脉像地上的河流一样，我们人体的肠胃像自然界的海一样。所以古人也称，说天有十二经，人有十二经脉。《灵枢·海论》也提出来，说人是居住在中央的，人的这个中央周围有海，叫东西南北四海，这指自然界。我们人体也跟自然界一样，它也有四海，也就是我们所说的脑为髓之海，胸中为气之海，肠胃为水谷之海，冲脉为血之海。认为人体上的一些结构跟自然界的一些结构是通应的。这实际上是用认识自然界的方法来认识我们人体的。

《灵枢·邪客》中述及了大段天人结构的对应文字，都是在阐述人与天地在形态结构上的相似性。人体的结构可以在自然界中找到相对应的东西，人体就成为天地的缩影。说明人"与天地如一"(《素问·脉要精微论》)。人有脏和腑，我们自然界有天和地。天上有日月星辰，它们一直在动，我们人体有六腑，六腑实际上就像日月星辰，也在不断运动。自然界有大地，在大地上种植植物，产生水谷，藏精气而不动。而人体呢，有五脏，五脏是藏精气的，也是不动的。其实这就是我们在上一季讲到的象思维，古人运用象思维来看待人与自然、以及万物之间的关系。

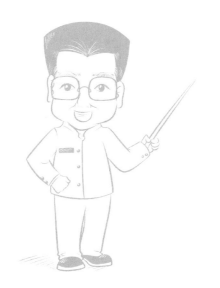

古人运用象思维来看待人与自然、以及万物之间的关系。

在《素问·五脏别论》当中，就把六腑说成"其气象天"，它是"传化物而不藏""疏泄者也"。六腑主疏泄，一直在运动，而不能停止，不能静止。而五脏跟它恰恰相反，五脏就是大地，它是藏精气而不泄的，所以"藏而不泄"。有一个广告词，"肠活动，常年轻"。据说该产品可以有效促进肠道蠕动，排出体内垃圾。除此之外，市场上还有很多清肠排毒的产品，吸引着无数崇尚美丽、追求长寿的人，她们心甘情愿地掏钱买单，趋之若鹜。我们在临床上看病，也经常会问大便是否有规律，是否通畅。那么根据这么一条理论，中医认为六腑就应该以通为顺，以降为顺。如果一旦六腑不通，一旦不降了，可能怎么样呢？可能就是一种病态了。让肠道通畅的理念，《黄帝内经》中就对其有详细的论述。也是"天人相应"观念的体现。

《素问·五脏别论》还将五脏六腑进行分工。认为心、肝、脾、肺、肾这五脏属阴，其象法地，像大地贮藏万物一样，存储营养，以维持人体的生命活动。五脏出现病变，往往是运用补益的方法。胆、胃、膀胱、大肠、小肠、三焦这六腑属阳，其象法天，像天阳之气运转不息，负责分解食物，给人体吸收营养，剩下的废物排出去，它们的作用是传送而不是贮存，所以要保持畅通才好，中医中有一句话叫"六腑以通为用"。在临床上，当六腑出现问题时，考虑其法于天的特性，常常用消导、通利之法，尤其像阑尾炎、胰腺炎、肠胃积滞等证皆是如此。

很多人一提到"阑尾炎"，首先想到的就是手术治疗，其实中医也有自己的方法。曾经有一个患者，年近40，突然发热，而且右下腹疼痛的厉害，不敢按压。到医院检查白细胞1.9万。诊断为急性阑尾炎。于是在医院住院打针一周，烧虽然退了，但其余症状无变化，院方要求手术，患者害怕，坚决不同意手术，于是寻求中医治疗。问起来说口苦、饮食基本正常，大便偏少。中医诊断为肠痈，我们根据腑以通为顺，以降为顺的理论，运用大黄牡丹汤进行治疗。这就是依据肠胃属于六腑，像天一样应当传化物而不藏，所以需要用通利之法，使其运行顺畅，给病邪从下而出的道路。

其实，中医学把通过象思维理解人与天地相应的方法，广泛运用于解释人体的生理病理现象中。河流中的水如果太少，大地会干裂，原本繁盛的草木会慢慢凋零，甚至雨水到来时也不能重新发芽。表现在人身上也是一样，如果经脉发生病变，气血流行不畅，除了会有皮肤干燥、眼睛干涩、口干舌燥等等一系列"干"的表现，还有因为长期得不到滋养而出现的各种功能下降的表现，例如视力下降、吃饭不香等。江河中的水液太多或者运行不畅，就会发生洪涝灾害，土地被淹没，草木被浸泡甚至腐烂。而人体有太多废液留在体内，也相应有各种表现，有的是皮肤水肿，有的是痰多，有的则是你看不见的废液阻碍了体内正常工作导致消化不好、失眠、腹泻或便秘等。

由此我们可以看出，人与天地是一个相互感应的整体，古人还常常运用象思维，将人体与天地之间存在的事物相互对应。

第二集
不可忽视的规律

一、天人一理

所谓天人一理指的是自然界有什么样的规律和道理，我们人体与之相应就有什么样的规律和道理，如此达到天人相应，这是《黄帝内经》所体现的一个观点。

前两天上网，看到了这样一个帖子，有一个朋友问为什么近视的人，大多都是右眼比左眼的度数深，下面跟帖的无数，有人说："我左眼275，右眼900"，还有的回复："左眼1.5，右眼200度近视加100散光路过"。"估计是以前读书时候右手写字做题，台灯不够亮造成的"。听起来分析还挺有道理的。还有人认为是因为习惯用右手做事，就用右眼为主导看事物，长期用右眼使得右眼视力容易下降；有的认为是因为用眼习惯，台灯经常放在左边，用右手写字，使得右眼光线相对比较暗，而离字的距离相对比较近；也有人认为用右手写字经常侧头，其实左眼离桌面更近，使用左眼比较多，用进废退，所以左眼视力更好一些。当然也有人提出质疑，是不是只是碰巧遇到左眼视力好的人比较多呢？真的是这样吗？

带着这样的问题，我们再来看一个不对称的现象。在日常生活中，大多数人的右脚比左脚更灵活，是用来踢球、踢毽子的首选，大多数人右脚的力量也比左边大。有人说，我是左撇子，在日常生活、劳动和学习中习惯用左手，而且左手也比右手更有力些。这些人俗称左撇子，是比较少见的。所以曾有的饭店有这样的规矩，如果一桌吃饭的人能凑到5个以上左手用筷子的，店家就会赠送一道菜，因为大多数的人都是右手灵活，有一半以上的左撇子而且碰到一起吃饭，是一件很不容易的事儿。

那么我问大家一个问题，为什么大多数人眼睛总是左眼视力好于右眼？右手足比左侧手足灵活而且力气大呢？其实《黄帝内经》对这个问题就有明确的答案。

《素问·阴阳应象大论》说："天不足西北，故西北方阴也，而人右耳目不如左明也。地不满东南，故东南方阳也，而人左手足不如右强也。"首先我们可以看出，在作者的年代，"天不足西北"、"地不满东南"是常识；而正是由于天不足西北、地不满东南，对应到人体，就推断出左耳目比右耳目聪明，而左手足不如右手足灵活有力。其实这就是"天人一理"的观念。

说到"天不足西北、地不满东南"需要先讲个神话传说，"共工怒触不周山"。

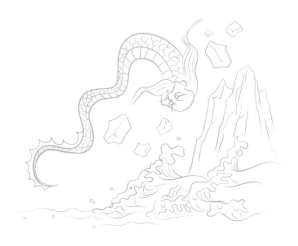

共工怒触不周山

在盘古开天辟地、女娲造人之后，水神共工与火神祝融产生了矛盾，一直不合。共工向火神发动进攻。他的两个大将相柳、浮游担当先锋，猛扑火神祝融氏居住的光明宫，把光明宫四周长年不熄的神火都弄灭了，大地顿时一片漆黑。火神祝融驾着遍身冒着烈焰的火龙出来迎战。所到之处，云雾廓清，雨水齐收；黑暗悄悄退去，大地重现光明。水神共工十分愤怒，命令相柳和浮游将三江五海的水汲上来，往祝融的阵营倾倒而去。刹时间长空中浊浪飞泻，黑涛翻腾，蓝天白云都被淹没，神火再一次被浇灭了。可是大水一退，神火又烧了起来，祝融又立刻请来风神帮忙，风助火威，火乘风势，炽炽烈烈地直扑共工。共工他们想留住大水来御火，可是水泻千里，哪里留得住。火焰又长舌般地卷来，共工他们被烧得焦头烂额，东倒西歪。共工率领水军且战且退，逃回大海。他满以为祝融遇到大水，肯定会知难而退。因此就在自己的水宫，洋洋得意起来，认为回到自己的地盘，总会是平安无事的。不料祝融这次下了必胜的决心，他全速追击。火龙所到之处，海水不由滚滚向两旁翻转，让开了一条大路。祝融直逼水宫，水神共工被逼迫到家门口，只好硬着头皮出来迎战。代表光明的火神祝融获得了全胜。大将浮游被活活气死，而相柳则逃之夭夭，水神共工心力交瘁，无法再战，狼狈地向天边逃去。

共工一直逃到不周山，回头一看，追兵已近。共工感到又羞又愤，想着一死了之，就一头向山腰撞去，"哗啦啦"一声巨响，不周山竟给撞折了。不周山一倒，大灾难降临了。原来，不周山是支撑天的大柱，柱子一断，半边天空就坍塌下来，露出石骨嶙峋的大窟窿，顿时天河倾泻，洪水泛滥。我们常说的"水火不相容"即源于这场共工与祝融的大战。后来女娲炼五彩石补天，大地才基本恢复正常。只是虽然天被补上了，但由于西北的天穹失去不周山这个支柱，而向下倾斜，使拴系在北方天顶的太阳、月亮和星星在原来位置上再也站不住脚，身不由己地挣脱束缚，朝低斜的西天滑去，就形成了我们今天所看见的日月星辰的运行线路，解除了当时人们所遭受的白昼永是白昼，黑夜永是黑夜的困苦。另一方面，悬吊大地东南角的巨绳被剧烈的震动崩断了，东南大地塌陷下去，成就了我们今天所看见的西北高、东南低的地势，和江河东流、百川归海的地理状况。这个传说在《史记》《淮南子》等书中都有记载，在《黄帝内经》成书的时候应该算是常识了。

古人认为西北方的天塌了，那么西北方的阳气就相对没有其他地方足了。阳气多就会气候温暖，阴气盛就寒冷，西北方就相对其他方位阴寒一些，所以说西北方属阴。那么同理，东南方的地塌陷了，东南方就属阳。左侧对应东方，属阳；右侧对应西方，属阴。阳气上升，阴气下降，所以人体上部是左侧占优势，下部是右侧占优势。相较而言，眼睛位于上部，手脚都属于下部，所以左眼拥有资源更多，因此视力要比右眼要好一些；右侧手脚比左侧占有阴阳的资源更多些，而人体阴阳是功能的基础，因此右侧手脚更加灵活和力气大些。

说到这里，我们可能也就明白了，古人运用"天人拥有同样道理"的思维方式思考人体自身，远取诸物，近取诸身，将天地大宇宙与人体的小宇宙相对应，对人的生理生命活动现象进行阐释。这也是《黄帝内经》多次强调的**"人与天地相参也"**（《灵枢·岁露》《灵枢·经水》）。

二、天人同律

那么天地与人还有其他方面的相应吗？答案当然是肯定的。在时间上，天地与人也相互感应，我们叫做天人同律。古人很善于观察自然界，很早就懂得测候天地之间气候的规律变化。"葭灰占律"是在中国流行了约两千年的测候之术。《后汉书·律历志》：**"候气之法，为室三重，户闭，涂衅必周，密布缇缦。室中以木为案，每律各一，内庳外高，从其方位，加律其上，以葭莩灰抑其内端，案历而候之。气至者灰动。"** 意思是：在一密闭性能良好、温度与湿度变化不大的屋子里，按一定方位排列十二个木案，案面做成内低外高的倾斜状，将十二律的律管依序排列在桌上，并在长短不一的各管内覆填以葭莩（即芦苇衣膜）烧制而成的灰。每到一定的节气，与该气相应的那支律管中的灰就会逸出。因此就有了用葭灰飞，而测知天地之间的变化。其实，昼夜晨昏、春夏秋冬，乃至二十四节气，都是所说的天地之间变化的规律。而人的生命节律也呈现出与天地节律相同的变化。那么说到这种节律，也就是自然界的节律，我们人也是与之相应的。在这个《素问·四气调神大论》当中也就讲，自然界的这种规律，对于人来讲是非常重要的，人应该顺应自然界这个规律。如果人不顺应这个规律，那么会产生疾病。所以原文讲"逆之则灾害生，从之则苛疾不起。""苛疾"实际上就是大的疾病。如果顺应规律，"苛疾"就不会产生。你如果不顺应这个节律，那可能就要出问题了。正如《灵枢·刺节真邪》云："与天地相应，与四时相副，人参天地。"真正地懂得养生道理的人，懂得天地与人为一体，更应当符合天地这样的规律，知道"逆之则灾害生，从之则苛疾不起"的道理。

（一）昼夜晨昏

我国的广西巴马，被称为长寿之乡，年过百岁的老人不胜枚举。我的一个朋友曾去当地考察，想学习养生之道。到了当地住了一段时间，拜访并观察好多老人，最终发现他们的生活很简单，每日"日出而作，日落而息"，年岁很大的老人也是如此，白天收拾家务，干活运动，天一黑就睡觉，生活规律。一日之计在于晨，太阳升起，就出去活动，早晨阳气生发趋于体表，最宜做些活动形体、调养精神的运动。"流水不腐，户枢不蠹"，道出了生命在于运动的真谛。夜宜早睡，力避熬夜，保证足够的睡眠时间，如此才能精力充沛，心身安康。《黄帝内经》谓之"起居有常"。也就是说生活作息

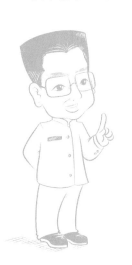

"流水不腐，户枢不蠹"，生命在于运动。
保证足够的睡眠，才能精力充沛，《黄帝内经》谓之"起居有常"。

应有一定的规律，这样才有利于身心健康。然而，现今都市生活的人们，由于工作或是其他原因，或熬夜、或贪睡、缺乏运动，终日与手机、电脑为伴是通病。长此以往，必然会影响身心健康。《素问·生气通天论》云："阳气者，一日而主外，平旦人气生，日中而阳气隆，日西而阳气已虚，气门乃闭。"平旦的时候，太阳出来，我们的阳气便旺盛。"日中而阳气隆"，隆就是隆盛的意思，也就是日中阳气最旺。"日西而阳气已虚，气门乃闭。"这就是指我们自然界阳气一天的盛衰情况。说自然界阳气在一天的盛衰情况，人以应之，人也应该如此。所以，日西以后，活动就应该少一点，因为阳气已经衰了。这里所谓的衰了，不是指没了，而是指阳气藏于人体之内。

随着自然界阳气的消长变化，人体的阳气发生相应的改变。它告诉人们必须认识这一生理上的规律，并适应这一规律性变化；否则机体的防御能力就会降低，就会容易遭受邪气侵袭。比如说发热的患者，我们经常可以看到早晨起来热就退了，发热的症状也不明显了，白天病情就减轻，等到晚上就严重了一些，甚至再次发热。一天中出现早晨病情渐轻，中午病情稳定，深夜病情最重的周期性变化，《黄帝内经》称为："旦慧、昼安、夕加、夜甚"。慧就是安定的意思，好转的意思。早上起来好转，也就是说白天病情比较稳定，减轻。而到傍晚的时候呢，病情可能会加重。半夜的时候，可能会更重。为什么有这样的变化？它跟阳气"一日而主外，平旦人气升"有关，日中阳气盛，日西的时候阳气不足，阳气要进入我们体内，阳气的这种变化在很大程度上导致了疾病轻重的变化。这就是我们体会到的天地的昼夜节律对人体的影响。

（二）四季节气

自然界有四季更迭，草木荣枯，不同季节会产生不同的景象。人体也是这样，《灵枢·顺气一日分为四时》云："春生夏长，秋收冬藏，是气之常也，人亦应之。"人的生理功能活动随春、夏、秋、冬四季的变更而发生生长收藏的相应变化。在北京，立春日吃春饼、吃生萝卜，被称为"咬春"。生萝卜，具有理气的作用，可以解除春天的困乏。而所谓春饼，又叫荷叶饼，其实是一种烫面薄饼，用两小块水面，中间抹油，擀成薄饼，烙熟后可揭成两张。春饼是用来卷菜吃的，菜里少不了绿豆芽、黄豆芽，还有菠菜、韭黄之类。这个习俗其实就是顺应春天的季节特点，吃些具有生发之性的食物，将冬季储存在体内的阳气，发散到体表。

其实中国很多根据节气而订立的习俗，不仅仅是一种仪式或者单纯的文化，其中很多内容都是百姓生活中为了顺应天地而积攒的关于预防、养生的智慧结晶，在千百年来的中华文化传承过程中，某些习俗比如说端午喝雄黄酒、夏至吃面条、立冬吃饺子扫疥等，都为人类的健康起着重要的保护作用，也都是人们感受与天地同律，为适应天地四时变化而在饮食方面做出的努力。中华的饮食文化也是十分博大的，一年四季的饮食也要同当时的气候条件相适应。例如，人们在冬季常喜欢吃红焖羊肉、肥牛火锅、涮羊肉等，有增强机体御寒能力的作用；而在夏季常饮用乌梅汤、绿豆汤等，有消暑解热的作用。这些都是天人相应在饮食养生中的体现。

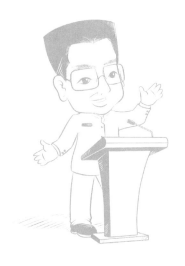

饮食养生

冬季常吃肥牛火锅、涮羊肉
夏季常饮乌梅汤、绿豆汤

其实，在临床上，我们也经常见到有些疾病也与季节有关。有的朋友，特别是像胃痛、关节疼痛的人常常都说，怕过冬季，因为一到冬天，疼痛就会加重,其实这也说明人与天地的节律相关。我们常说疼痛的原因为"不通则痛",通就是指的通畅气血,气血运行正常,人体的生命活动就正常,就不会产生疼痛。冬天阳气减少,天气寒冷主收引,进而影响到人体的阳气也变得减少,内藏。阳气衰微,气血就会出现停滞。因此,素体虚寒的人,一到冬天,就会出现各种疼痛,而到了夏季就会得到缓解。就像自然界中的河流,在阳光普照,气候温暖的季节,河水奔流不息,而到了冬天,就会出现水流凝滞,千里冰封的现象。除此之外,季节还可以影响人体的气血分布,春夏季节阳气旺盛,人的气血就偏于分布在人体的体表、四肢和头面,而在秋冬季节,阳气内藏,人体的气血就会沉于内脏,因此冬天很多人都会出现,手足发凉而内热丛生的病症。另外有人提到脉象,实际上脉象跟节律也是相应的。在诊脉之时,我们也可以发现春夏天脉象偏浮,秋冬季脉象偏沉。

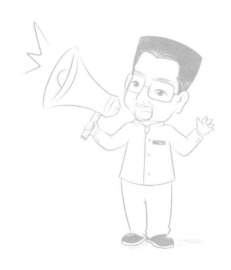

素体虚寒的人,冬天会出现各种疼痛,而到了夏季就会得到缓解。春夏天脉象偏浮,秋冬季脉象偏沉。

　　《素问·脉要精微论》提出"春应中规,夏应中矩,秋应中衡,冬应中权。"人体的脉象幅度、波动会随着一年四季的变化而变化。春天的时候中规,规是指圆规,说明脉象圆活而动,浮于皮表,向外来,因为春天阳气升发,向外。夏天中矩,矩是方之器,做方的东西,表明脉象比较宏盛,在外,宏大。秋天中衡,衡是指秤杆,偏于一点平浮之相。因为夏天阳气在外,热比较多,到秋天,它要从外往里去,所以,古人又把这种脉象叫做毛象。什么是毛象啊？就像我们从高楼上撒榆钱。榆钱飘飘冉冉就下来了。这是比喻脉象偏浮又逐渐往里去。而冬天就不一样了，冬天中权。权就是指秤砣，秤砣是一个实心的，往哪儿一放咕咚就下去了，说明脉象深沉在里。所以我们讲，脉象的变化也受到了自然界节律的影响。

另外呢，冬天一到，咳嗽的病人特别多，尤其是小孩子。北京市的一些中医院也对儿科的门诊量做过统计，最多的就是上呼吸道感染，咳嗽的病人特别多。原因是什么呢？中医讲，肺是如何受伤的？重寒则伤肺。重寒，一个寒是外界的寒邪，另外一个寒就是寒饮食。寒饮食入胃以后，也容易从肺经上归肺。两寒就可以导致肺受病。所以，冬天的咳嗽就偏多一点。可见，天人规律在这方面也是相应的。

（三）五运六气

五运六气实际上是古人对自然界天气气候变化的一种预测和解释。古人认为自然界气候的变化是天地相互作用的结果。五运就是木火土金水，依木（春风温）、火（夏暑热）、土（长夏雨湿）、金（秋凉燥）、水（冬寒）五行性质顺序相生，由地气所主。说一年，共有五运，分五步，每步73天，气候会有这样的变化。而所谓的六气呢，这是指天影响我们大地，有风、寒、暑、湿、燥、火，它分六步，每气61天，来影响我们大地。而且五运和六气二者相结合，就形成了我们平常所见到的气候的变化。而且它根据一年一年地球的运转，来去探讨天影响我们大地而产生的气候变化，它可以测出这个变化。进一步去说明我们人体可能会发生什么样的疾病。根据这些疾病，我们怎么去预防和养生。这就是所谓的五运六气。

当然里边有一个比较关键的地方，地球本身它有自转和公转，它本身有它固定的五运的模式和六气的模式，也就是五运每一月所主，都是从年初到年尾一步一步按次序来去排列。当然了，随着地球的运转，它还有一些特殊的变化。那些特殊的变化它就称为客运，客气，它会跟这个主运相互结合起来，它就称作主客加临。那么怎么分析这主客加临？就用阴阳的观点和五行的观点去分析，得出它的最终变化。然后由这儿去预测我们人体的疾病，根据这个预测的疾病我们来养生，来治疗。这里的运气，当然不是我们所说的手气与命运之说，而是中国古代研究气候变化及其与人体健康和疾病关系的学说，是古人对自然环境和人体生命、健康、疾病的一种认知，也是《黄帝内经》学术中时空合一理念的集中表达。所以中医界内有一句话说明其重要性："不通五运六气，遍读方书何济？"

有一件有趣的事情。90年代初，有一位著名的老中医，有一本书。里边谈了很多中医的学术问题。当时出版社认为要谈纯学术的问题，读者面就小。为了解决这个问题，更改了书名，这样老百姓也可以读。这个书名叫做《运气探秘》。这本书很有名，学术性也非常强。结果有些外行人就看那个运气探秘认为这个"运气"，是运气，以为书的主要内容为怎么预测运气。实际上里边谈的是五运六气的一些东西，是一些学术问题。当然，我们平日所说运气，其实也是一个道理。人的一生，与天地一样，会有春夏秋冬、阴晴圆缺，会有如意与不如意，高峰与低谷，而往往这些都是曲折、反复、相互轮回的。当我们知道了这是人生的规律，充分了解其发展的动向时，就积极主动地未雨绸缪、防患未然、顺势而为，在心态上顺遂自然、不产生过多的恐惧、不甘，这样就会带来机会与机遇，产生较好的结果，可以说这是一种幸运。同样，懂得五运六气，就能够掌握气候规律，能够把握人体对气候的反应，这又何尝不是一种幸运之事！

三、风土与人情

刚才我们谈的基本偏于天时，是天的规律对的人影响。其实地理环境与人，也有密切的关系。说这个话题之前，我先给大家提个问题。大家都知道人参、鹿茸是补阳之品，最好的人参产于北方，而鹿茸中又分梅花鹿和马鹿的鹿茸，也产于北方。但是大家又是否注意到真正常常用来煲汤吃的却往往是南方人？之前关于这个问题，有个江浙地区的朋友回答过我，说北方人以产人参为荣，南方人以食人参为荣。因为，一个原因是南宋建都杭州，中国政治、经济、文化的重心往南迁移，宋朝以后江南经济发达，杭州是故都，皇室遗风，迷信人参，发展到今天，杭州人吃起人参制品来眼睛都不眨；上海、宁波做生意的大老板多，吃参的人自然多；绍兴呢，之前很多人做师爷，时间一长把主人的养生习惯学来了，带到民间。听起来确实有一定道理。不过我又要问了，吃这么多的人参，不上火吗？而且更为炎热的广东、福建地区，吃人参的也不在少数，吃了还觉得很舒服，又是为什么呢？

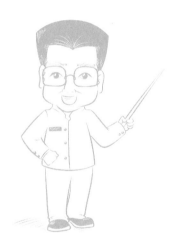

风土人情

北方人以产人参
为荣，南方人以食人参
为荣。

《素问·五常政大论》中的思想，可以解释这个问题。我们说北方五行对应为水，天气寒冷，寒主收，其气收引。西方属金，金也是沉降之性，因此在西北方生长的事物，会将天地的阳气收敛而凝聚一身，因此就会生长出人参、鹿茸之类属性偏阳的产品；西北方的人呢，也受天地之气的感召，往往也将阳热之气收敛于内，拿感冒来说，在北方特别常见的就是"寒包火"的症状，也就是寒邪束表而内热较盛的状态，多见恶寒、高热、头痛、鼻塞、周身关节肌肉酸疼、咽部干痛、咳嗽少痰、舌红苔黄等症状。因此，《黄帝内经》云："西北之气，散而寒之。"说明这类的病症应当运用散表邪清内热的方法进行治疗。而东南方一个属于木，有生发之象，一个属于火，也是阳热发散之象，因此阳气向外、向上布散的，很容易被耗散，所以像人参鹿茸之类的温补之品就不会在东南方生长，而人们也受到天地之气的影响，人体内的阳气也被耗散，常常出现阳气不足，内生寒邪的现象。所以产在西方、北方的阳热之品，适合于位于东方、南方的阳气常常耗散、体内易生寒邪之人。这就是人参、鹿茸之品北方产、南方销的原因。

　　由此我们可知，地域环境影响了当地的物产，更影响到了人。人们也逐渐地根据这种原理，不断地调整自己的饮食、习惯，渐渐与自己所处的自然环境相适应。

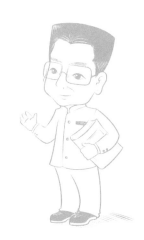

地理环境与人也有
密切的关系。
　地理环境不仅影响
当地物产，更影响到了
人。

　　有这样一个故事，说以前有一个医生听说四川那里的病人多，心想可以到那里行医，也好扬名立万。医生走着走着路上遇到一樵夫，背上负有很重的木柴，一身大汗，脚步匆匆。说着就落下这个医生一段距离了。突然听见扑通一声，医生赶紧往前看去。只见是樵夫放下了柴禾，脱下了衣裳，纵身跳进冷飕飕的山泉之中，洗了个澡。医生见了大喜，嗬，你全身毛孔大张，大汗淋漓，突然钻进凉水，经冷水刺激后毛孔闭塞，哪有不生病之理？就等着我给你开药治病，以扬我医术名声吧！于是医生也在这个山泉边上歇着，等着这个樵夫上岸。不一会，樵夫上了岸，穿上了衣服，又背着柴禾往前走。医生心里暗自揣摩，一会他晕倒了该给他开个什么方子，怎么救助比较好。医生尾随那人走了一会，抬头瞧见樵夫进了一家路边小店，要了一大碗热汤面条。热汤面里多是辣椒、生姜、葱末一类辛辣物料。樵夫呼呼噜噜几口就吞下肚子，一会儿出了一身大汗。医生一看，得，这哪用得上我来医病啊？赶紧另寻他路吧。

　　这个故事其实是说，生于四川、贵州之地的人们，有其不利的地理因素，但是利用人的机体内寒热平衡之理，多以辛辣食物，促成身体多发汗，加快代谢，就可以避免生病。生活在潮湿环境中的人群适量地多吃一些辛辣食物，对驱除寒湿有益；而辛辣食物并不适于生活在干燥环境中的人群。人们懂得人与地理环境之间的相互关系，运用这种关系，进行生活起居的调整，这其实也是天人一体之理的体现。无论是天时还是地利，都与人有密切的关系，都是在说人体与自然界是一个有机的整体，是《黄帝内经》中整体观的一个表现。

四、病起于阴，起于阳

　　有一句祝寿的话叫做"寿与天齐"。既然人与天地是一体的，相互感应的，那么我们都说天长地久，是不是人也确实会与天地一样，同寿而不产生疾病呢？答案当然是否定的。那么天地之间究竟都有哪些因素，可以影响我们人体导致发病的呢？《黄帝内经》又是如何看待致病因素的呢？

　　《素问·调经论》云："夫邪之生也，或生于阴，或生于阳，其生于阳者，得之风雨寒暑；其生于阴者，得之饮食居处，阴阳喜怒。"由此可以看出，《黄帝内经》将人体产生疾病的原因，分为了两类，一类是自然界气候异常而产生的，从外部影响人体，以风、雨、寒、暑为代表的邪气，属于阳。另一类是从人体内部而生的，涉及人自身的饮食、起居、情志、劳倦失调，属于阴。我们之前所谈论的"天""气候""自然"大多是谈论偏于阳的致病因素，而风、寒、暑、湿、燥、火本是自然环境中最为明显的气候变化，是"天地"之气影响我们最直观的方式，它们之间的运动变化决定了一年四季气候的不同，即春风、夏暑、秋燥、冬寒、长夏湿。人们通过自身的调节，对六气有一定的适应能力，一般不会使人体发病。当气候变化异常，超过了一定限度，以及气候变化过于急骤，机体不能适应，就会导致疾病的发生；或当人体的正气不足，抵抗力下降时，风、寒、暑、湿、燥、火乘虚而入,导致人体发生疾病,这种情况下的六气,便称为"六淫"。那么古人就去分析这六淫到底有什么样的特性,我们怎么去预防这些六淫,怎么去治疗这些六淫。而且还进一步用认识六淫的这些方法和道理去认识我们人体所产生的疾病,把所患疾病表现出来的现象用风、寒、暑、湿、燥、火的特性来给进行分类,分析得的病、表现出来的病象到底是什么现象,是风之象还是寒之象?归好类以后,就相应地用治风的方法、治寒的方法等进行治疗。这也就是我们中医临床上所经常用的,并且也是《黄帝内经》的主要的思维模式。

而在风、寒、暑、湿、燥、火这六气中,风为其首。《素问·风论》曰:"风者百病之长也。"因此,下一讲,我们将从"风"开始,来谈谈《黄帝内经》是如何看待自然,如何看待天与人之间关系的。

第三集
风为百病之始

对于六气，《黄帝内经》中的排列顺序是风、寒、暑、湿、燥、火，其中风排在第一位。而且《黄帝内经》认为风是百病之始，又称为百病之长。换句话说，把风称为各种疾病产生的源头，各种疾病的产生跟风有很大的关系。所以今天开始我们首先谈谈六气当中的风，谈一谈风为何称为百病之长，百病之始。

一、感冒与风邪

曾经，我的一位朋友找到我，说是感冒了，需要紧急救助。一问原因，这位朋友便说，因为妻子出差，赶上写年底的总结报告，熬夜晚了些，第二天早晨匆匆忙忙起床，做好了饭，拾掇完给孩子打发上学，便赶紧往单位赶。在家里没觉得有什么温度变化，可是骑车出去，迎面的凉风，吹在有些出汗的额头上，立刻感觉出几分寒意。然后就感冒了。到了单位没多久，就觉得鼻子不通，后背发冷，嗓子干涩，精神不佳。办公室抽屉里还有夏天留下来的银翘片和双黄连口服液，立马找出来吃了，还暗自庆幸：亏了有备药。可到下班的时候，就觉得更冷了，全身的骨头都开始疼了，连续几天都不见好。由于家里还有孩子要照顾，还得挺几天才能够把太太盼回来，所以赶紧找到我，问是什么原因，是不是得了什么大病，怎么吃了药反倒不见好。

其实，我的这位朋友，得的就是感冒。只是得了典型的风寒感冒，却吃了治风热感冒的药，药不对证，所以感冒症状才会加重。感冒其实是我们生活中最常见的疾病了。有一些医疗常识的朋友都知道，感冒是分寒热的，并不是所有的感冒药都可以通治感冒，在治疗感冒的时候我们需要选择相应的药物。

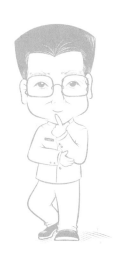

风为百病之始，百病之长。

感冒分寒热，治疗感冒需对证选药。

可到底感冒的病因是什么却有很多人并不清楚。曾经在一次面对大众的讲座上，我就问了大家这么一个问题："感冒到底是怎么得的？"有的朋友告诉我说，感冒是由于穿的少了，受了寒凉；有人说感冒是上呼吸道感染，也就是有炎症、有热；还有的人拿出了网上说的"预防感冒从不上火开始"作为依据，认为感冒是由于上火引起的。因此提到了感冒怎样才能好得快：有人提出感冒吃些抗生素或是到医院输液消炎清热见效快；有人说喝点红糖放点姜片或是晒太阳到暖和的地方去就会好，其实这些用药都是对感冒认识的体现，认为是受寒引起的就选择用温性的用生姜啊，暖和的地方啊；认为是有热的就选择用些寒凉的药物。然而，感冒的首要病因就是如此吗，这样单纯地选择清热药或者温热药治疗感冒是正确的吗？

答案当然是否定的,感冒的病因并不是单纯地因为寒或者热。感冒最本质的意思,是指感受、冒触风邪,《素问·骨空论》云:"风从外入,令人振寒,汗出头痛,身重恶寒。"也就是说,风邪自外侵袭人体肌表(肺卫),造成诸多卫表症状:比如恶寒,一阵一阵寒冷,还有身热等感觉;另外还可能微微有点汗出,不是大汗淋漓,是微微身上有点汗;还有头痛、头项痛,腰脊强,也就是脑袋和后脖梗子都发僵发硬,而且还疼痛,身体沉重。这是由于风侵犯了人体导致了所谓的感冒。

刚才提到了一个症状,是多汗。为什么感冒了人会有汗,其实主要原因是由于风邪在里边为害,因为风是开泄的,一开泄就有微微汗出。但是汗出透了吗?又没透,所以这是它的一个较为典型的症状。

另外还有一个症状,头痛,头晕,就是后脑勺和脖颈疼,这些地方都是人的上半部分。风属于阳邪,它有一个性质是向上、向外,主发散,所以它伤害人体往往伤害人体的上部,因此有头痛啊,头晕啊这样的症状出现。因此你一看感冒有这些症状了就可以断定它是有风邪在里边,所以治疗的时候应该给予特别注意,要给予祛风的方法,要透邪外出。

风是罹患感冒的关键,因此对于感冒的预防和治疗,都要考虑到风的特点。因此,治疗感冒首先需要的,应当是祛除风邪。当然伴随着风邪一同出现的寒、热症状,也要考虑周全。

感冒是很常见的,一般几天也就好了,所以很多人就选择去药店买点药,简单吃点搞定它。但事实上,中药治疗感冒的药种类很多,并不是所有的感冒药都适合,真正选对了也不容易。

有一次我的一个朋友给我打了电话,说他大夏天的得了感冒,吃了好几天的药还是不好。我最初还宽慰他,说夏天感冒多夹杂湿邪,可听着听着就觉得有些不对。详细一问,他说这几天流清鼻涕,打喷嚏,还有些恶寒发热,浑身紧绷绷的,周身疼痛,这两天还有点小咳嗽,还有点稀白痰。我又问他一直在吃什么药,他说之前家里有些"桑菊感冒颗粒"现在喝完了,发现还有点"芙朴感冒颗粒"接着喝,可就是不见轻。我听了就跟他说,如果可以请选择感冒清热颗粒。这个朋友对医学稍稍还有点了解,跟我说感冒清热颗粒不是冬天吃的吗，这大夏天的，应该吃治疗热感冒的药吧。我就接着跟他解释，他的症状属于风寒感冒，所以需要用发散风寒的药，也就是我们所说感冒清热颗粒之类。而桑菊感冒冲剂则比较适合风热感冒，鼻流浊涕，咽喉肿痛、咳嗽有黄痰的患者。结果他听我这么一说，立刻想起来，确实这几天在单位值班，由于单位的设备运转怕温度过高，所以空调温度一直很低，极有可能是夏天却得了风寒感冒。其实有很多人都一直以为冬季感冒是着凉受冻导致的，而夏季是热感冒，热伤风。但事实并不是如此，无论春夏秋冬，感冒都需要分清寒热，辨证分型后再用药。

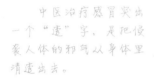

中医治疗感冒突出一个"透"字，是把侵袭人体的邪气从身体里清透出去。

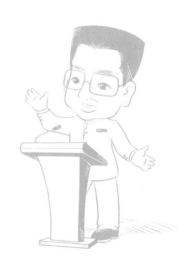

还有的人认为感冒，就是上呼吸道感染，感染就是炎症，所以就一味地运用寒凉药，选择什么银翘解毒丸、清开灵啊之类的中药品，或者用抗生素、甚至输液，消消炎症就可解决了。这其实又是人们的一个误区。中医治疗感冒，最大的特色是一个"透"字，就是要把侵袭人体的风及其他邪气从身体里清透出去，好比把强盗从家里赶走。也就是说不管感冒是分寒还是分热，但是其中"风"是首要的。因为我们讲，风是流动着的，比如风一刮树就在那儿摇，而寒或热的流动性不是特别强，所以当这些邪气侵犯人体的时候，都是用风带着它们侵犯到了人体。所以对于感冒的认识存在一个误区，也就是治感冒就分寒和热，这是不对的。应该是治感冒首先突出一个字，是"透"字，因为有风邪进来了，这个时候你就要打开道路，把邪气给透出去，邪气出去了这个病就会好了。如果不懂得透邪，把邪气留在体内，而开始进行消灭活动，就无异于关门捉贼，贼是捉住了，但家里也一片狼藉。

因此，那些因劳累，没休息好，再加上吹风或受凉的风寒感冒，症状见后脑袋疼，连带脖子转动不灵活；怕寒怕风，通常要穿很多衣服或盖大被子才觉得舒服点；鼻流清涕，白色或稍微带点黄；舌无苔或薄白苔；脉象是浮紧，可选用感冒清热冲剂、正柴胡饮冲剂、感冒软胶囊、川芎茶调散、通宣理肺丸等。服药后可喝些热粥或热汤，微微出汗，以帮助药力驱散风寒。那些起因通常是便秘，上火，再加上受到风邪而罹患的感冒，通常出现喉咙痛，痰呈黄色或带黑色；稠黄浓涕；舌苔黄，舌体通常比较红；便秘；身热、口渴、心烦；脉象通常浮数，也就是比平时跳的快的，可选用银翘解毒丸（片）、羚翘解毒丸、桑菊感冒片、板蓝根冲剂等，这些药物具有较好的清凉解表的作用。其实感冒除了我们常说的风寒、风热感冒外，还有暑湿感冒、体虚感冒等多种证型，其治疗原则都离不开解表透邪，将侵犯人体的风邪，以及与风邪一同侵入人体的其他邪气，祛除体外。

二、风致百病

其实，风不仅仅是我们平时最容易罹患的感冒这一种疾病的病因，它还可以导致众多疾病。在《素问·骨空论》中有"风者百病之始"一句，《素问·风论》也提出："风者百病之长也，至其变化乃为他病也。"也就是说风邪是自然界致人生病的首要因素，很多疾病的发病源头都是风，为什么将风定位为百病之首呢？

其实有一个非常好理解的原因，就是风一年四季都有，都会刮，不像我们所说的寒邪，一般情况下只有冬天最胜，火热之邪夏季最胜。风是终岁常在的，所以导致人体发病的机会就较多。

此外，风邪往往作为先导，带领其他邪气一同进入人体。自然界的风有一个特点，就是常常和其他的气象一块儿出现。在日常生活中，常常会出现先刮风后下雨的状况。"山雨欲来风满楼"说的就是这种情况。还有一首古诗"柴门闻犬吠，风雪夜归人"就是描述了风雪交加的夜晚。除此之外，我们经常会说寒风凛冽，或热浪滔天，这其实是讲风与寒、与火热之气夹杂在一起，被我们人体感知，由此，我们可以认识到，风总是喜欢从寒、暑、燥、湿、火中挑出一个或两个伙伴，共同登台亮相。与寒相合就成风寒，与暑相合就成暑风，与燥相合就成风燥，与火相合就成风火。风作为六淫之首，总是先冲锋陷阵，先将人体的卫外之气打开，然后再让其他的邪气，乘虚而入，共同为病。以风寒为例，寒邪是具有凝滞特点的，因此往往并不易运行、走窜、侵袭人体，而当风邪作为先导，风先打开了人体肌表的大门，寒邪就堂而皇之地进入人体，与寒邪共同侵袭，就会产生风寒之类的疾病。既有风邪侵犯肺卫，鼻塞声重，咽痒等证；又有寒邪为病的口不渴，或渴喜热饮，以及身体疼痛的状况。寒邪束缚卫阳，就会导致恶寒，发热等症状。

多种疾病皆因风起，风为诸病之源。感冒是我们最为常见的疾病，它主要是由"风邪"侵袭人体而引起的疾病。然而，很多人都认为感冒是小恙，没什么大碍，不加重视。有的感冒看似治好了，但邪气并未透出，而是传到其他部位了。邪气会从肺传导肠胃，导致拉肚子、痢疾、便秘。因为肺肾相通，所以邪气还可能传到肾里，导致急性肾炎，急性肾炎拖延久了，又会变成慢性肾炎，慢性肾炎得不到良好的治疗，又可能发展成肾衰竭。当尿毒症病人在做透析的时候，他大概万万没有想到他这个病的源头是感冒吧！有时候，邪气不往别处传，一直滞留在肺里，久而久之，慢性刺激过敏症就出现了。所以，临床上很多急性肾炎、慢性鼻炎、过敏性咳嗽等棘手的病，都是因为感冒误治导致的，其治疗的诀窍，就是要从感冒入手，把过去没有透出去的邪气继续透出去。

我有个青年患者，经常熬夜加班，后半夜终于干完活往家走，突然发现外面有些风，就赶紧裹紧了衣服往家走。到家没多久，就突然感到恶寒发热，全身酸痛困重，疲乏无力。自己吃了点感冒药效果不是很明显，到了家里附近的诊所打点滴，用了点抗生素，当天症状就有所缓解。可是又过了一天，突然感觉心慌、心悸，胸闷气短，头晕晕胀胀，身上一点力气都没有，一测体温，虽然发热但温度不算太高，身上有点汗，但是也出不来，不想吃东西，而且还有点恶心，身上一动，用他的话说就酸痛酸痛的。其实这就是风邪引导湿邪侵袭人体，湿郁化热，风雨湿热邪气由浅入深，损伤了心气，现代医学称其为病毒性心肌炎。可以说这场由风邪为先导，夹带湿邪与热邪的灾害，在人体内已经导致了全身性的症状，侵犯了心脏，形成了巨大的危害，后果较为严重。

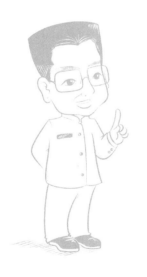

风为诸病之源。邪气未遏，传变其他脏腑，容易引起多种疾病。
治疗中仍要抓住清遏邪气这一诀窍。

这两个病例都是初期感受冒触风寒，久久迁延不愈而导致的其他疾病。其实，还有许多疾病，也是风邪所致。

在这里我来讲个让我印象很深刻的病例。曾经有位30岁出头的女性患者，来我的门诊就诊。我一看，带了一个大大的口罩，基本上只留两个眼睛在外面。我当时还在推测，估计十有八九是脸上怎样了，否则外面风和日丽，到了门诊候诊也应该有段时间了，怎么一直不肯摘下来？一问诊，果然是因为面部生痤疮多年，久治未愈，疼痒不舒。一看，面上起的疙瘩以鼻为中心，涉及两颧、上下口唇四周，遍生红赤痤疮，小者如绿豆、大者如豌豆，有渗出液。曾到某医院诊治，给以白色软膏外涂，瘙痒略有缓解，但病势不退。心烦，面赤，带下量多而黏。病由外邪侵袭，卫气内郁化热所致，治以疏风清热凉血。因此选用荆芥、白芷、炒栀子、防风、薄荷、黄芩之类，嘱其忌食辛辣油腻及酸味饮食，等第二次来复诊时，症状已明显减轻。其实，在《素问·生气通天论》中就对这种疾病，有了明确的记载："劳汗当风，寒薄为皶，郁乃痤。""皶"，同齇，生于鼻，红赤痛痒，俗称酒糟鼻。"痤"即痤疮，多生于面部，形如豆，常见于青年人。"劳汗当风"，劳就是烦劳，干活时候阳气虚，同时人体正气也虚。"当风"，风邪侵犯人体。风带着寒，寒停留了，侵袭人体，若人体有内热，它会化热，就形成瘀血，津液停滞，于是乎就形成酒糟鼻，形成痤疮。这个时候就应该祛风、清热、凉血。实际上这是风邪侵犯脸部，形成酒糟鼻和痤疮。因劳而阳气动，玄府开而汗出，卒受寒邪外束，卫气闭郁，久而化热，生成皶与痤。

以风命名的疾病有很多。在《黄帝内经》中，有专门关于风邪致病的《风论》一篇，以风命名的疾病，占各类疾病之首，有41项之多。这其实是与自然界的风无孔不入的特点密切相关的。

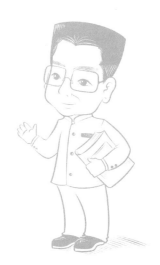

以风命名的疾病很多。

风无孔不入，可以侵袭人体诸多部位。

"针尖大的窟窿，斗大的风"，这是一句民间谚语，用来说一个小小的孔洞，风就可以吹进来，说明了风可以从极为细小的孔进入，并且无孔不入。我们经常说开窗通风透气，在日常生活中，我们开窗子、开门通风，如果门窗全部敞开还好，最怕就是漏了小缝。老年人常说，就怕贼风，一吹身体就会出问题。这里所说的贼风，其实就是那种偷偷摸摸，搞不清楚什么时候就侵袭人体的"不正"之风。在过去，窗子不像当今的铝合金钢窗密封那么好，一点点小小的缝隙就会透风很严重。因此，在北方的冬天，每年家中都有一件必须要做的事儿，那就是糊窗户缝。将那种有韧性、厚厚的棉纸，裁成纸条，用打好的糨子贴在窗子的缝隙上。

在哈尔滨，为了抵御寒流，木窗都是双层的。有的窗子，一糊窗户缝，一个冬天就不能开启了。也因此，糊窗缝也讲究挑日子，一定要在晴朗的日子，不然两层玻璃间积存了湿气，冬天容易上霜。一般来说，窗缝糊在外侧，才能较为稳固，抵御风寒。若糊在里侧，窗纸一旦被融化的霜花湿，易破损和脱落。"打糨子，裁纸，捏几支蜡花，插在两层窗中央的锯末子上，那里也就成了一个小小的梅园。"其实在两层窗之间填充锯末子，也是因为窗根的缝隙大，风易入侵，锯末子能相对堵严缝隙。这是我们对付无孔不入的风的办法之一。

其实，民间还有谚语，叫做"没有不透风的墙"。也就是说，无论多么细小的缝隙，都会有风透过来。当然现在城市都不去封窗户了，用铝合金、断桥铝来增加窗户密封性。但是这样的窗户有的也漏风，我遇到的一个人就跟我说家里换房子以后，一到冬天，窗户关好了，还听着是呜呜地响，风怎么从铝合金的窗户当中进来的？其实这种从空隙当中、缝隙当中进来的风啊老百姓称贼风。意思就是偷偷摸摸地进来了，就很容易侵犯人体，造成一些病变。

风可以侵犯面部，导致痤疮产生，风还可以侵犯到我们人体的很多部位，正是由于风的这个特点，有缝的地方，贼风才可以侵袭进来。所以在《黄帝内经》当中有这样的一句，叫做什么呢？叫做**"邪之所凑，其气必虚。"**就是说，邪气之所以能侵犯人体就是因为人体的这个部位可能虚了，所以它才能够乘虚而入，侵犯人体。

风无孔不入，因此可以侵袭人体诸多部位，导致疾病的多样性。《**灵枢·五变**》云：**"肉不坚，腠理疏，则善病风。"**就是说当人体正气不足，肌肤的纹理舒张，风邪会乘虚而入。

当风邪侵犯人体肌肤表层时，人就会感冒，而侵袭到其他部位，就会产生相应的疾病。如在临床中常常见到的许多骨关节疾病，中医认为也是由风邪作为先导侵犯关节的。在《庄子》中记载了庖丁解牛这个故事。在形容庖丁神乎其神的技艺时，用了这样一句话来解释："彼节者有间，而刀刃者无厚。以无厚入有间，恢恢乎其于游刃必有余地矣。"是说，用薄薄的刀刃插入有空隙的骨节和组合部位间，对于刀刃的运转、回旋来说是宽绰而有余的。这是成语游刃有余的出处。也说明了极薄的刀是可以进入到骨节之中的。而风无形，比刀还薄、还细小，再小的缝隙，风都会透进来。像人身体的骨节这样的地方，风都可以到达。因此，在中医范畴中的骨关节性疾病，往往都与风邪相关。

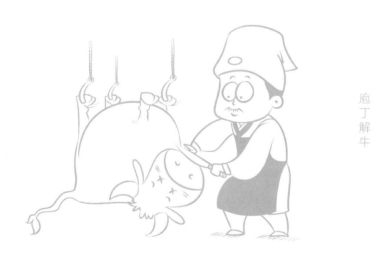

庖丁解牛

在《素问·风论》中，还详细谈到有五脏之风、胃风、肠风、首风、脑风等证，很多都是按照风侵袭的部位来进行命名的。其中关于五脏风云："风中五脏六腑之俞，亦为脏腑之风，各入其门户所中，则为偏风。"五脏六腑之俞是指膀胱经的有关俞穴，它们内连于脏腑，具体位置在背部。因此风中于脏腑的俞穴，也就成为脏腑之风。比如肺俞受风那就是肺风，胃俞受风那就成为胃风。"各入其门户所中，则为偏风。"也就是说它侵犯了这些俞穴，进入了脏腑就形成了某一个风病，"则为偏风"，不是说人体整个都受风了而是说某一个局部，某一个脏腑受风了，所以叫偏风。其实，在日常生活中，我们趴在书桌上睡觉，往往都会往后背搭一件衣服，其实就是有保护后背的脏腑俞穴不被风邪侵袭之意。

风邪侵犯脏腑所化成的多种疾病，都有其各自特点。如肺风咳嗽短气，心风舌焦语言不利，肝风善怒，脾风四肢倦怠，肾风面部浮肿等。然不论其何脏风病，均有"多汗恶风"之症，这是风病突出的症状特点。

曾经有一男性患者，35岁，一进诊室就发现，脸色发黑，还是胖头肿脸，周身也肿得厉害，坐在凳子上，还不停的冒汗。自诉，就是之前坐在地上与人下棋，后背吹了风，自此后腰间就像缠了万贯家财，沉重不堪，活动十分困难，头晕乏力疲惫不堪。在山西某医院诊断为"急性肾小球肾炎"，拿来的尿检报告，蛋白三个加号，红细胞也比较高。住院治疗，曾用青霉素、氢氯噻嗪、苯丙酸诺龙、肾必安等药，效果不佳，遂来。现浮肿，尿少，腰困重，头晕。脉沉弦，舌质暗红，苔薄黄。这其实就属肾风之病，受了风邪之后腰疼痛不能直立，腰为肾之府与膀胱相表里，膀胱经脉在于脊背，所以肾受邪可以出现腰痛难忍的状况，因此治以清热散邪，宣发郁热。

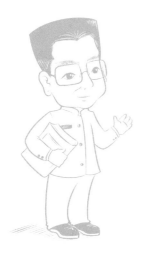

麻黄连翘赤小豆汤
组成：麻黄、连翘、
杏仁、赤小豆、大枣、
桑白皮、生姜、甘草等。
具有宣散风水，清热祛
邪之功效。

方选麻黄连翘赤小豆汤加减。并告诉忌食无鳞鱼、虾、动物肝脏及一切辛辣之品，几经诊治，腰部困顿、疲乏、浮肿，皆有所减轻。然而，过了一段时间，患者因觉得好转后，可至当地治疗，遂在医院服用补益肾脏的药物，旋即尿蛋白又升高，又出现疲乏等症。其实在其发病之初均为"急性肾小球肾炎"，但辗转至此求诊时，恐已属"亚急性期"。因其仍有"风水"，故而用宣散风水，清热祛邪之法为治，疗效尚属满意。

刚才所提的病症，是属于肾风，所以临床当用宣散风水，清热祛邪之法。值得一提的是，临床治疗时应以当时的具体情况进行辨证论治。很多朋友认为，肾病就是肾虚，所以需要用补肾的药物进行治疗，这必然造成不良后果。这个患者就是如此，经过我们治疗后已有所好转，奈何他医滥施补剂，正好与患者病症相反，以致病情反复，而又加重。所以风邪导致的疾病，就应当考虑用驱风的方法进行治疗。

除此以外，风邪还能侵袭人体其他部位产生病症，这其中有一个病症，引发了这样一个故事。《三国演义》说，曹操患了头风病疼痛难忍，华歆找来了华佗为曹操治疗。华佗认真诊断后，告诉曹操："大王头脑疼痛，是因患风而起。病根在脑袋中，风涎不能出，枉服汤药。"曹操急问：那该怎么办？华佗胸有成竹地说："某有一法：先饮麻沸汤，然后用利斧砍开脑袋，取出风涎，方可根除。"疑心很重的曹操一听华佗要开自己的脑袋，不禁大怒，指着华佗骂道："汝要杀孤耶！汝必与关公有情熟，想乘此机会报仇耳！"随后，曹操命左右将华佗拿下，投入大牢。不久后，华佗被曹操杀害。

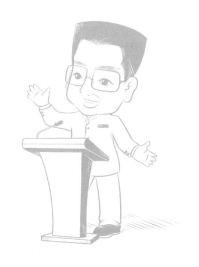

风邪侵袭人体不同部位产生多种疾病，治疗时应当考虑用驱风的方法。

虽然这只是小说里演绎出的一段故事,但关于曹操的头风病,却在《三国志》上有明确记载,华佗也确实为曹操诊治过此证。这个由风邪侵袭头部引发头风进而导致的伤害医生的事件,被人们广泛知晓。由此我们也了解到这么一个问题——医患关系。这种医患关系,如果病人不高兴就责难大夫是不行的,应该是遭到人唾弃的。现实生活中也有类似的现象,病人就认为大夫应该把病治好,认为花了钱,病就应该好。实际上不能把医疗完全看作商品,因为人的情况是十分复杂的,有钱不一定就能治好病。当然了,在某些电视剧,某些电影里也有这样的镜头,比如遭遇车祸,家里人、患者上级领导都特别着急,指令大夫一定给他救活,否则就怎样怎样。我觉得这样的宣传也是有一定问题的。

其实,无论是感冒、肾风、还是头风,都是风邪侵袭人体不同部位,产生出各种各样的疾病,也正是因此,风被称为百病之始。

第四集

神行百变的风

在湖南卫视的《爸爸去哪儿》节目中，田亮的女儿"森碟"被众多网友封为"风一样的女子"。森碟作为体育健将的后代，体质确实不错，平素行动敏捷，跑起来像风一样。也正是因此，像森碟一样的做事干脆利落，风风火火的女子，就会有此雅号。这里只抓住了风的一个方面的特点，那就是善行。其实，风远远不止这一个特点。

我们首先来看看，古人是怎样认识风的。

有这样一首猜自然现象的古代谜语："解落三秋叶，能开二月花。过江千尺浪，入竹万竿斜"（唐·李峤），相信这个谜语并不难猜，谜底就是"风"。这首小诗，告诉了我们风能使晚秋的树叶脱落，能催开早春二月的鲜花，它经过江河时能掀起千尺巨浪，刮进竹林时可把万棵翠竹吹得歪歪斜斜。让人看到了风的力量，也感受到了无所不在、无所不能的"风"。

一、风的生理特点

（一）风之无形

说起"风"来，通常是无色无味（雾霾、沙尘暴请忽略），正是因此，我们很难抓住清风，或是称一称清风的重量。戏曲《杨八姐游春》里说了一段这样的故事。这个段子说的是宋朝皇帝仁宗在南衙包大人的保驾下，出朝游春景，遇见也在游春的天波杨府八姐和九妹，便被八姐的美貌所迷倒，回朝定要娶八姐入宫。他派包大人带着圣旨去天波府提亲。佘太君看过圣旨，心里十分为难，一方面不想将女儿嫁给皇帝，另一方面又怕落下欺君抗旨之罪。于是，便制定了一张充满巧妙应对的智慧和奇思妙想的彩礼清单。并说"礼到了，就嫁女儿"。这礼单上就有一项叫做"清风三两"，称量清风这个事情对于权倾天下的皇帝来说，也是不可能办到的。因为风实在是看不见摸不着，而且没有形状。

风其实是由空气流动引起的一种自然现象。太阳的辐射造成地球表面受热不均，引起大气层中压力分布不均空气沿水平方向运动而形成的。太阳光照射在地球表面上，使地表温度升高，地表的空气受热膨胀变轻而往上升。热空气上升后，低温的冷空气横向流入，上升的空气因逐渐冷却变重而降落，由于地表温度较高又会加热空气使之上升，这种空气的流动就产生了风。除此以外，受海洋、地形等诸多因素的影响，风的方向、速度和力量都会发生改变。《灵枢·九宫八风》云："风从其所居之乡来为实风，主生，长养万物。"可以说，在《黄帝内经》时代，人们对风的认识是直接、客观的。既看到它导致疾病的一方面，也认识到它有用的一面。如果自然界的风气偏胜，或者在不应当出现的时候出现，恰逢机体正气不足，风邪就成为重要的致病因素侵袭于人体，引起多种疾病。那么风邪还有什么特点呢？

（二）善行走窜

风是气的运动。正是如此，风才拥有了"善行"的特点。美国人蒲福于1805年制定了风力等级。一级风被称为软风，烟可以表示方向，但风向标不能转动，海边的渔船不会移动，风速很低，仅有0.3~1.5m/s，而8级大风的风速可以达17.2~20.7m/s，12级的风可以达到32.6m/s的速度。1999年5月在俄克拉荷马州发生的一次龙卷风中，研究人员测到的最快风速达到了513km/h，作为比较，海王星上的风带最快可达1448km/h。由此我们可以看出，风的速度是很快的，可以迅速地转移阵地。

这就形成了风的一个特点，居无定所，善于走窜。在人体中，风邪为病也会出现走窜的现象。一个24岁的小伙子，三四年前就偶尔出现关节疼痛，肩关节、髋关节、肘关节、膝关节、踝关节、足拇指关节，一地儿痛减另一地儿又开始疼，位置相当不固定，时间短的话痛1~2天，时间长的话痛4~5天，严重时痛处无法活动。去很多医院检查过，尿酸正常，风湿因子正常，好像常规的检查都正常，做过CT什么的，排除腰椎间盘突出。吃过很多药，貌似从来没有效果。他说这病一晚一晚地折磨人，翻来覆去没法睡觉。

还有一个中年女性患者，是位农民。一年前有过关节痛病史，当时在乡卫生院治疗，以西药为主，用药后病情缓解。后因地里农活忙停止治疗。后来因为去农田劳动时汗出当风。回家后关节肢体酸痛，关节屈伸不利，疼痛游走不定，有时在上肢，有时在下肢，以下肢疼痛较重，当时就诊之时基本上是佝偻而来的，全身疼痛，还伴有恶风发热、苔白、

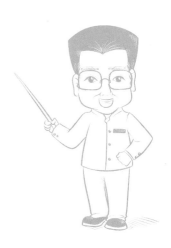

风是气的运动，居无定所，善行走窜。风邪致病也有走窜的特点。

脉浮。

这两个患者,其实都是一样的疾病,中医管这种病症叫做行痹,就是以游走性关节疼痛、痛无定处为特点的。在《黄帝内经》中认为痹证是由于风寒湿三气杂至合而为痹的,而行痹则是三种致病因素中,风气偏胜的,如《素问·痹论》说:"其风气胜者,为行痹。"那么治疗呢,首先就要考虑到风邪,采取"祛风通络,散寒除湿"的方法。

那么风除了有善行这样的特点,它还有一个什么特点呀?《黄帝内经》当中又讲了,叫做"风者善行而数变。"数变,数就是多次,特别频繁的;变,是指变化。所以我们也可以说,风善变脸,善于变化,自身就善于变化。说到变脸,可能很多人都看过川剧,其中有一个变脸的戏法,变脸的演员,头稍微一摇动,黑脸就变成红脸。再一晃,红脸变成了白脸。川剧的这种脸谱变化,被称为"国宝、绝活、奇观",是川剧的招牌路数、看家绝技。变脸之所以享有盛誉,主要一个原因就是脸谱变化快,有报道说270分之一秒就能够变出一张脸来。观众看吧,看完了以后也很难知道,他怎么变化就那么快?再一个,他什么时候变?你难以预料。可能一转身就变了,看着你,你认为他就在你眼前他变不了,结果他这个脑袋一晃他又变出来了。其实风自身也是有这样的特点。

(三)风的感情

其实,风也有自己的思想和感情,当它欢欣的时候,往往伴着细雨扬扬洒洒飘落,或者和着温暖的阳光徐徐前来。春天来临的时候,风过千山秀、又绿江南岸,春风吹醒冬眠的柳条,送来翩飞的燕子,吹绿了千沟万壑,摇醒了小草的青春,也在人们心中播下了盎然的春意。我们经常听见有人将春风,比做妈妈的手,描述它轻轻地抚摸着我们的脸庞。可是有个段子却是这样描述东北春天的风的,说东北的风,像后妈的手,几个大耳刮子就上来了。在我看来,这其实就是发怒的风。

风发怒的时候,过江卷起漫天狂澜,苏轼的《赤壁怀古》云:"乱石穿空，惊涛拍岸，卷起千堆雪"。风的脾气很大，一发起怒来，不吹断几根树枝它心里不舒坦，不吹倒几个广告牌，它的怒火发泄不出来。这种事情往往持续得比较久，折腾半夜，直到它怨气发泄的差不多了，累了，疲惫了才会消停。

风也有悲哀的时候，会发出呜呜咽咽的声音，似在诉说心中的悲怨与委屈，似有人在哭泣，人们听之也不得不为之动容。所以古人也将其称为苦雨凄风。

风是一个"性情中人"，想哭就哭，想笑就笑，想闹就闹，任性至极。它可以风和日丽，风度翩翩，风姿卓越，风平浪静，风调雨顺。它也可以风风火火，风云变幻，风起云涌，风驰电掣，风吹浪打。风是神奇的，风是千变万化的，时而柔弱，时而强悍，时而多情，时而凄婉。也正是因此，《素问·风论》称："风者善行而数变。"

千姿百态、"没钱"却很任性的风，是人类的朋友，却也给人类带来了疾病与灾难。下面我们从它任性的风格上来看看风邪致病有什么特点。

二、风的致病特点

（一）突发突止

2016年6月4日，四川广元白龙湖景区"双龙"号游船翻沉。船上共18人，4名获救人员中3人已无生命危险，一名小孩因抢救无效遇难，其余14人失踪。据目击者赵先生回忆，事发时，白龙湖上下起了大雨，并突然刮起了大风，"双龙"号游船被大风吹得歪歪倒倒，一下就侧翻在水里，并开始下沉。在白龙湖边一钓鱼接待点上班的小韩也证实说，当天确实发生了强对流天气。"那个风大得，好像岸边的树都要吹翻，而且风也来得很快，那种感觉是，风一下子就扑过来了，好多年没有看到过这么大的风了。"据利州区海事处工作人员介绍，事故发生时风力非常强，部分区域甚至达到12级以上。等到第二天，也就是5日中午，记者登上另一艘旅游客船，前往事故发生地点附近。当时天气晴朗，湖面风平浪静，丝毫也不像会有大风把船吹翻。但开船的师傅吕升怀却对记者说："白龙湖的天气像孩子的脸，一天三变。"白龙湖的气候特征确实非常突出，常常会天气骤变，突然刮大风、起浪。

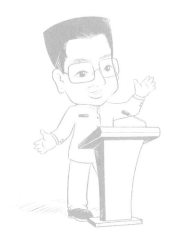

风具有突发突止的特点，风邪致病也具有突发突止的特性，辨证时要考虑"风"的因素。

在白龙湖事件发生的前一年，也就是2015年6月1日21时32分，重庆东方轮船公司所属"东方之星"号客轮由南京开往重庆，当航行至湖北省荆州市监利县长江大马洲水道时翻沉，造成442人死亡。其实"东方之星"轮航其实也是由于突然遭遇暴风，而导致的事故。当该船行至长江中游大马洲水道时，突遇飑线天气系统，该系统伴有下击暴流、短时强降雨等局地性、突发性强对流天气，风雨强度陡增，瞬时极大风力达12~13级，1小时降雨量达94.4mm。由于事发突然，船长虽采取了稳船抗风措施，但在强风暴雨作用下，船舶处于失控状态，最终导致船舶倾斜进水并在一分多钟内倾覆。有此可以看出突然的风暴给人们带来的危害。当然这也体现出风的突发性，以及突然的风给人们带来的灾难。

在临床上，我们也常常会见到有些疾病，具有突发突止的特性。比如，很多人感冒以后，虽然没有了打喷嚏、流鼻涕等症状，但是却会嗓子痒痒，一阵一阵的咳嗽，两三个礼拜都不会好。大家往往会支招喝梨汤，或者喝念慈庵的枇杷膏，各种止咳糖浆，认为是阴虚，用滋阴的方法进行治疗，收效甚微。事实上，中医认为，这是因为外风未散，仍有剩余的风邪在人体内部。由于风邪具有突发突止的特点，所以才会一阵一阵的咳嗽，在治疗上应当用散风邪的方法。用了像枇杷膏之类的甜腻滋补之品，反倒会将风邪留在体内，迁延不愈。因此在临床辨证的过程中，都从"风"去考虑。

但是你想啊，这风为什么这么长时间在人体还去不掉呢？说明人体的正气不是很足。所以这个时候祛风，一方面用祛风的药，另一方面就要鼓舞你的正气，把风驱出去。

我曾经碰见一个这样的病人，患者是个70多岁的女性，她的老伴带他来的，说两个人在外面遛弯，一块走，一块说话，走着走着老先生突然发现找不见妻子了，回头一看，这个患者愣愣地停在原地，一动不动，像突然变成木头人，叫了一下，立刻就好了，两个人又开始继续往前走。当时没太在意，可后来发现这种突然愣怔，意识丧失的时候，越来越多了。坐在椅子上，也会出现突然不说话，也不会动。因此，不敢让老太太一个人出门，怕突然停在外面，出现其他意外。这个病症是突然停滞不动，属于突然发作，旋即就好，在治疗中也按照风邪为患考虑。

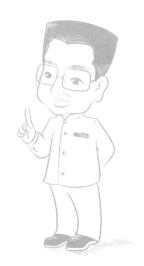

风邪致病迁延不
愈，一方面用祛风的药，
一方面需鼓舞正气。

我有个小患者4岁，和这个老太太情况有点类似，也会出现短暂的意识丧失，可却还有其他症状。这个孩子6个月大的时候，发高烧，家里送去医院的时候，孩子已经开始鼻梁发青，四肢抽搐了。经诊断为孩子得了病毒性脑炎，自此以后，就留下了毛病，时不常的会突然出现意识丧失、同时还伴有全身僵硬、四肢抽搐、口吐白沫。持续1-2分钟后，就会停止，然后就会昏睡一段时间。醒后又恢复一般的状态。这种也是突发突止的状态，中医将这种疾病称为羊癫风，属于“癫痫”的范畴，在治疗中注意用镇风、熄风的方法。

（二）时轻时重

又如风疹，就是我们临床常见的荨麻疹，也具有发无定处如同风行走窜的现象。有人常说是风疹，这个我一说风疹大家可能有的人知道，就是我们所说的风团嘛，一抓就起一片，这一片呢可能是高出皮肤，又红又痒。医学上管它叫荨麻疹，实际上呢有人把这个字呢认为应该读荨（xún），是荨麻疹为什么呢？因为这个荨麻实际上是一种草本植物，长在河边，有水的这些地方，这是一种有毒的，可以引起人过敏的植物，它那个叶旁边啊有那种毛毛刺，它一沾上人以后啊，可以使人过敏，尤其是可以使人皮肤起一条红道子，然后又疼又痒。所以有人把这个产生又红又痒，有的时候出现，有的时候就没了，这个病呢就称作荨麻疹了。

在1993年我去新疆在天山上游玩儿发生过一次。当时穿着凉鞋，碰见这种荨麻草了，虽然穿着袜子，但是脚上还是捋了一条子，真是高出皮肤，又疼又痒。当地人跟我说，那荨麻草还是不太厉害的，有一种更厉害的植物叫做马鞭草，说在北疆那边可以见到。只要穿着裤子挨着你，它就像用马鞭抽了一鞭子似的，那是非常厉害的。有人说中草药治病，没效。我感觉真不是这样，大千世界，自然界当中，有些植物毒性非常强，你碰碰就会立刻给你个样子看。其实药物的毒性，在一定程度上也体现了它的药性，中医就利用这种药性，强调以毒攻毒，以毒纠偏。

我的一个朋友家的孩子，非常喜欢吃羊肉串，有一次路过一个小摊，就吃了点，回家没多久就觉得浑身痒得受不了，就赶紧去洗澡，以为是被跳蚤给咬了。结果洗澡时发现，手一抓，起来一片红红的，高出皮肤的风团。基本上抓哪儿哪就起，发无定处。当然这是一过性的，较为好治，几个小时后就退下去了。我的另一患者，就没这么好运了。这个患者是41岁的一位女士，反复周身瘙痒伴红色斑丘疹多年，之前经输液口服抗过敏药进行控制，然每每在食鱼虾后，或是劳累后发作，时轻时重，时发时止。本次发作是跟朋友一起喝酒后引起，症状比以前更为严重，遂来就诊。来的时候讲述自己得病过程，总是哀叹自己工作辛苦、太过劳累，并且还不断地问我，是否是因为免疫力低才得的这个毛病，是不是需要吃点有营养的食物进行食疗养生。正好她是最后一个患者，我就和她聊起来了，一个比她生活轻松、养尊处优、营养绝对充足的人，也得了这个毛病。这个人就是光绪朝的瑾妃，也就是端康皇贵妃，珍妃的姐姐，因身体稍胖，被称为胖娘娘，她性情温和，厨艺甚佳，很多王公大臣都十分喜爱她赏的菜肴，她自己也十分喜爱美食，常常派人去"天福号"买酱肘子作为佐餐之品，可是她却有这种风疹疾病。

据《清宫医案》记载，瑾妃常常自汗，因面部受风，时常起风疙瘩，十分痒，一痒起来心情烦躁，还总是伴有烧心恶心的症状，很多太医为她诊治，选用了内服、外用的诸多方法，祛风清热除湿。其实，从对瑾妃的描述来看，她身体偏胖，也比较爱吃肉类，因此身体素有湿热之邪，体虚卫表不固，因此出现自汗的现象，当再受风邪，就会出现风、湿热相互搏结之象。我给她讲完了关于瑾妃的这个疾病，并告诉她，不用刻意吃什么过多的补品，反倒需要清淡饮食，注意不要吃过多的海鲜、鱼虾以及辛辣刺激的食物。需要作息有规律，适当运动。由于这个患者得的是风疹，除了发无定处的风邪特点外，这个病例还体现出风时轻时重，时休时止的变化特点。所以中医还是给予疏风凉血的方法，进行治疗。

（三）琢磨不定

说风邪任性，其实还体现在风邪致病，具有起病急、变化快的特点。一般而言，风邪合并有其他邪气犯人时，其数变之性体现更为充分。某患者，因气候变化受凉，上午突然鼻塞流涕，稍恶风寒，头晕，舌苔薄白，脉浮。这是典型的伤风证候，这时可以用荆防败毒散、杏苏散等治疗。如果这个患者没有去看病，就拖着，到了下午，患者就会感觉发热，咽喉疼痛口干，想喝水，脉浮数，这时由于患者自身的体质或者感受外邪性质的影响，而表现出了风热表证，或外有风寒内有里热的证候，这时候治疗就要根据具体情况加用清热之品。只要及时服药治疗，也很快就可以痊愈。但如果还不及时治疗，风热邪气就会进一步深入，里热越来越盛，患者就会出现高热、面红赤、呼吸急促的症状，说明风热邪气已经入里，深入阳明了。这就体现了风邪致病，具有起病急、传变快的特点。

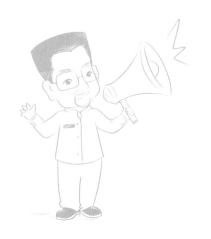

风邪致病具有起病急、传变快的特点。所以我们说风具有"善行而数变"的特性。

其实说起风邪致病，具有传变快的特点，可以讲讲风温，西医所说的流脑就是风温的一种。风温是风邪夹杂温热之邪侵犯人体。"温邪上受，首先犯肺，逆传心包"，说明风温致病，初起仅见发热、恶寒等肺卫表证，但可迅速入里而见高热、神昏、惊厥等热闭心包等危重证候。心主神明，热邪攻入心包，很快就会出现昏迷。遇到这样的患者怎么进行治疗呢？

赵绍琴老先生曾经治疗过一个孩子，就是从发热恶寒的表证，迅速地转入神昏的状态。在赵老看病之前，已经服用过安宫牛黄丸、紫雪丹、至宝丹，这三个药被称为"温病三宝"，这个小朋友三宝都上全了，就是不管用，还是发热，昏迷，十几天都没有解大便了，通大便的药吃了也不管用。请宣武医院的内科主任来会诊，诊断为"病毒性脑炎"。家属就几经辗转找到了温病大家赵绍琴，赵老开了一个方，用了淡豆豉、山栀、前胡、枇杷叶、杏仁，这几味药具有宣阳，开郁作用，其实也是给其中温热之邪打开出路的意思。当然这种风温之邪危害深重，病情凶险，需要谨慎对待。

总的来说，风是无形的，同时风居无定处，变化多端，可以说风是极为任性的，具有"善行而数变"的特性，我们只有尽可能地去了解它，然后再想办法应对它。

第五集
风往何处去

我有个朋友，由于长期伏案工作，常常觉得颈部背部僵硬、酸胀，时间长了还总是觉得头晕。后来，他的小侄子因为父母出差，搬到他家里住段时间，天天闹着要放风筝，朋友也便陪着去，一来二去，竟然觉得脖子好多了，于是自己也开始放起风筝来。一次闲聊，便和我说起这段经历，说以前总觉得放风筝预防颈椎病是件不靠谱的事儿，没想到亲自一试，还确实有效果。

风筝，是我们合理利用风的产物，相传风筝最早是由我国古代哲学家墨翟制造的，最初风筝常被利用为军事工具，用于三角测量信号、天空风向测查和通讯。就如春秋时期，鲁班"制木鸢以窥宋城"。而将风筝运用的神乎其技的是大军事家韩信。公元前190年，楚汉相争，汉将韩信攻打未央宫，利用风筝测量未央宫下面的地道的距离。垓下之战中，韩信以"十面埋伏"之计将项羽的军队团团包围，为了瓦解楚军的军心，韩信派人用牛皮制成风筝，上敷竹笛，夜晚放到高空中，风吹着笛子发出凄凉的声音，汉军和着笛声唱起楚国的民歌来。楚军听到了乡音，都想念起自己的故乡，斗志涣散了。楚霸王一败涂地，在乌江边上自杀了，这就是成语"四面楚歌"的故事。

四面楚歌

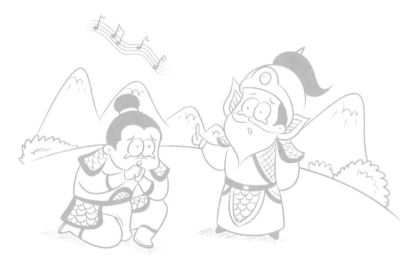

　　南朝的（侯景之乱），梁武帝被侯景围困，城墙被包围。曾放风筝向外求援，据南史卷八十"侯景传"中所述，在梁武帝萧衍太清三年（公元549年）时，侯景作乱，叛军将武帝围困于梁都建邺（即今南京），内外断绝，有人献计制作纸鸢，把皇帝诏令系在其中，当时太子简文在太极殿外，乘西北风放纸鸢向外求援，不幸被叛军发觉射落，不久台城即遭攻陷，梁朝从此也衰微灭亡。这是简文放风筝向外求救不幸失败的故事。这些说明，中国风筝的历史至少有2000多年了。一开始风筝是用于传递信息，后来慢慢就演变成人们休闲娱乐的玩具。

　　古语有云："春风三月弄纸鸢。""放鸢清明日，斗鸡寒食天。"春天、清明节前后放风筝是我国大部分地区尤其是北方地区的千年习俗。山东潍坊是国际风筝都，每年的4月20日是一年一度的潍坊国际风筝会，每到此时，潍坊的上空会放飞各式各样大大小小的风筝。

　　然而这里却有个问题需要思考，风筝是如何飞上天空的。其实这个问题并不难回答，那就是依靠风。风筝本身有重量，会往地面降落，它之所以可以在空中漂浮飞翔，是受风的力量支撑，这种力量称为扬力。也就是说风具有清扬、升散、向上、向外的特性。

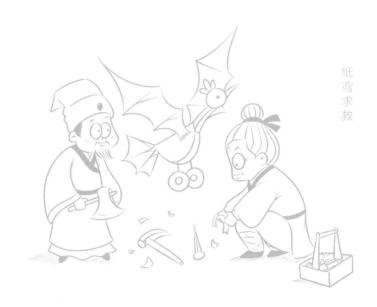

纸鸢求救

其实风的这种特点，我们也经常能够看到。比如说漫天飞舞的杨花，还有我们十分不喜欢的沙尘暴，都是风将某些物质裹挟使其漂浮的结果。

相对应的风邪导致人体的疾病也往往侵袭人体的上半部分。曾经有个朋友这样问我，为什么我被风吹了就会头痛呢？为什么感冒会感觉头蒙蒙的、头痛呢，而且不舒服的嗓子、鼻子等症状都出现在上半身？其实这就是与风为阳邪的特点有关。

一、风为阳邪

中医认为阴与阳是两个相互对立的概念，代表着两个相反相成的属性，这个思想起源于商周，成于秦汉时期。早期的阴阳，最初的意思非常简单，分别指太阳照到和没照到的地方：阳就是有太阳，晴天；阴就是没有太阳，阴天。后来，渐渐地被用来描述地，说地也有"阴阳"，比如山南为阳，山北为阴。甲骨文之后很长的时间里，阴阳的意义只是用来表示下雨、不下雨；低处、高处；背阴、向阳等，有时候也引申为白天和黑夜。随着文化、哲学的发展，阴阳的内涵日益抽象化。形成了阴阳属性，这种属性并不是随意规定的，也不能够随便颠倒。凡是活动的、外在的、上升的、明亮的、温热的，都属于阳，而静止的、下降的、内在的、寒冷的、晦暗的都属于阴。在运动方向上，《素问·阴阳应象大论》中就指出"清阳出上窍，浊阴出下窍"，说明清阳之气具有向上、向外升发的特点；浊阴之气具有向下、向内沉降的特点。

在中医学里，阴阳学说用于很多方面，人体生理方面，主要是在表示身体各部分组织或器官，由于内、外、前、后、上、下等部位和属性的不同，故用阴阳来说明。如身体的背部属阳，腹部属阴；外部属阳，内部属阴；上部属阳，下部属阴；人体内脏中的心、肝、脾、肺、肾五脏属阴；胆、胃、大肠、小肠、膀胱、三焦六腑属阳。五脏虽都属阴，五脏之中却又可再分阴阳，如心肺的部位在上，所以属阳脏，而肝肾在下，故属阴脏。可见阴阳是一个机动的代名词，是无限可分的，它的含义可以随着不同的对立面而改变。

在《黄帝内经》中，阴阳也被用来对疾病进行分类。《素问·调经论》云："夫邪之生也，或生于阴，或生于阳。其生于阳者，得之风雨寒暑。其生于阴者，得之饮食居处，阴阳喜怒。"由此可见，《黄帝内经》把致病因素分成了阴阳两类，所谓阳者，属于外敌入侵型，主要是指邪气从外界侵犯人体的内部，其传变规律多是由表入里，由轻而重，其病机为正邪交争，内部正气与外敌邪气进行打斗，打斗越激烈，发热越重，治疗予以祛邪的方法，也就是帮助内部正气，把外敌赶出去。而所谓起于阴，则属于内乱型，则是由情志、饮食、起居、劳作等失宜而导致的疾病，病多从内发，直接伤及脏腑，病机为脏腑功能紊乱，好似各个部门不协调，内部出现了乱子，治疗主要为了协调。

我们一般指的风邪主要是指外界自然界的风邪侵袭人体，属于外敌入侵型，因此属于阳邪。那么身为阳邪的外感邪气，其实还可以分阴阳。由于风具有善行、游走、数变、主动的特性，在大自然的风，同样表现出清扬、上升的运动特点，所以在六淫之中，风邪也属于阳邪的范畴。正如《素问·疟论》云："风者，阳气也。"

二、易袭阳位

在临床中，众多由风邪导致的疾病都是从人体的"阳位"，开始表现的。所谓人体的阳位，包括了人体的上半部分，头面，胸腔和肌肤体表。

最典型的就当属感冒。感冒是由于人体感受风邪而导致的，感冒后的一系列症状，如咽痛、流鼻涕、打喷嚏、咳嗽、头痛等其病位都在肺卫。这些部分，都属于中医人体中属于"阳"的部位。

在临床上有一个非常多见的病症——头疼。有人会说整个头都是晕沉沉的，脑袋像戴了一个大的帽子，又像拿布把脑袋给缠了起来，又沉又重又疼，而且那种疼是闷疼闷疼的。还有人说头顶疼；而有的人呢，是偏头疼，一半头疼，另一半一点也不疼；还有人是后脑勺疼，并且连带着脖子发硬。由此可见，疼痛的症状是多种多样的，而且病人都非常痛苦，有的恨不得是头疼欲裂，要往墙上撞，疼得受不了。那么对于这些疾病，中医在判断的时候往往就会从风来入手，因为风伤人体的卫阳。

有一张著名的方子叫川芎茶调散。它用一些药，川芎、细辛、薄荷、防风、荆芥、羌活、白芷，这些药物基本上都是散风的药物，去风的药物，所以它在临床上用起来也是非常有效的，很多大夫治疗头疼往往是在这张方子的基础上进行加减。

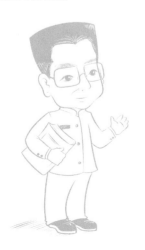

川芎茶调散
川芎、荆芥、白芷、羌活、甘草、细辛、防风、薄荷

那么说到这儿有人就问了，说风为阳邪，它为什么要伤人体的阳位？这实际上也是中国古代哲学的一个命题——同气相求。也就说归属于同一类的事物，他们归属在一起。他们之间性质大体相同，所以他们容易结合在一起，相互去补充。我们常说食物、药物分五味，即酸苦甘辛咸，而酸苦甘辛咸又同我们的五脏又分别有一个归属，也就是所谓的酸入肝，辛入肺，苦入心，甘入脾，咸入肾。这是说我们吃的这些"性味"，进入到人体以后，它们就会与某个脏腑相合，首先到达与其相配属的脏腑。比如说酸，入胃以后先走肝，也就是说吃入酸味以后就先作用于肝，实际上是在说酸跟肝亲和力比较强，这实际上就是在说同气相求。

阴邪与阳邪，也有这种同气相求的性质。风属于阳邪，所以它在接触人体以后就首犯我们人体的阳位，也就是与我们人体的上半部分、人体的体表容易结合，侵犯人体。

举个例子，我曾经诊治一个13岁的男孩，家人带到门诊就诊时，一眼望过去，脸上浮肿的很厉害，皮肤光亮，全身浮肿10天，近两天开始发热。详细一问，患儿10天前因受风寒出现发热，咳嗽，咽痛。此后患儿从眼睑到颜面部开始，自上而下全身逐渐浮肿，同时伴有尿少色黄，孩子自己说感觉头昏，身上一点力气都没有。曾经出现突然抽搐，程度不算剧烈，10多分钟后自行停止，一共发作三次。患儿全身浮肿，颜面为甚，皮肤光亮，按之凹陷即起，恶寒发热，肢节酸楚，咽喉红肿疼痛，舌质红，脉浮滑数。这是一则风水水肿的案例，这个孩子最初是因为感受风寒，由于风是阳邪，所以风水水肿从头面部开始的。这其实是与中国古代哲学中同气相求密切相关的。

很多朋友都知道，晚上的时候洗完头发，最好吹干再睡觉，如果湿着头发，再受点风寒，很容易就头痛不适。很多小朋友，睡觉踢了被子，家人会赶紧拿被子或衣服，盖在孩子的后背上。还有我们在风很大的时候要戴帽子，围头巾，主要的原因也是要让头项部不受风邪的侵扰，保护风邪容易侵袭的阳位。

我再和大家讲三个穴位。人的后背有个穴位叫做风门穴。后背上的为门，门就是门户之意，也就是，风邪可以从这个地方进入人体。因此，在人们出现伤风咳嗽，头痛发热，胸背彻痛，项强，痈疽发背等症状时，则可以选择这个穴位进行治疗。取穴时通常采用正坐或俯卧姿势，风门穴位于背部，从朝向大椎下的第2个凹洼（第2胸椎与第3胸椎间）的中心，左右各2厘米左右之处（或以第二胸椎棘突下，旁开1.5寸）。此两处就是"风门穴"。首先，深呼吸，在气止时用食指强力按压穴位，缓缓吐气。经6秒钟后，再慢慢的放手。以此要领重复做10次到30次。

颈后部，有个穴位名叫风池，风，指穴内物质为天部的风气；池，囤居水液之器也，指穴内物质富含水湿。风池名意指有经气血在此化为阳热风气。风池穴可治疗感冒、中风、头晕、颈部酸痛、落枕等症状，长时间的电脑工作、坐姿不正确等日常工作可致颈部不适，休息时按摩此穴实为白领办公必备。简易取穴方法：大拇指、中指自然放到枕骨两边，轻轻的滑动，到后枕部有明显的两个凹

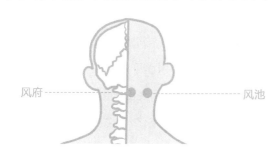

风府 ⸺ ⸺ 风池

陷就是风池穴。按摩方法，可以每天轻轻敲打两三分钟。

刚才说的风池穴，可以治人的头疼、头晕、脖颈项强，或者是腰背酸痛，除此之外，它还有一个作用，就是可以缓解我们眼睛的疲劳。所以眼睛疲劳、酸痛你都可以揉按风池穴。

还有一个穴位的名称叫做风府，府，府宅也，也就是风的宅邸。因此像出现头痛、眩晕、项强等头项病证及中风、癫狂等内风症状时，可选。顺时针揉按30次，逆时针揉按30次，一天做三四遍，对保持头脑清醒，保持头脑不疼、不晕都是很有帮助的。

三、其性开泄

除此之外，风为阳邪它还有一个很重要的作用——开泄。我刚才说过，

开泄指的是风可以使我们的汗孔打开，汗孔打开汗液就随之而出了，也就是它可以使人出汗。

汗孔在《黄帝内经》当中有多种称呼，比如鬼门、玄府。玄府，这个玄，就是黑色的意思，黑在五行中代表水，而玄府就是认为表示水存留的地方。这个门一打开的话，水就出来了，就形成了汗。同时它还有一个称呼叫做气门。在《黄帝内经》当中也有这样的说法，叫做"阳气者，一日而主外，平旦人气生，日中而阳气隆，日西而阳气已虚，气门乃闭。"这句话是说人体的阳气白天呀在人体的体表循行，平旦、早晨的时候人体的阳气上升，到日中的时候，人体的阳气隆盛。到下午的时候，太阳落山了，古人也认为人体的阳气也从体表就进入到体内了。因此气门乃闭，也就是人的汗孔也都关闭了。由此可以看到，我们那个汗孔跟阳气有着密切的关系。而这个阳气在《黄帝内经》当中又称作卫气，这个卫气就指保卫的卫。也就是说人体的卫气在白天、晚上都会循行我们体表来保护着我们人体。那么汗孔又称之为气门，也就是说人一出汗，除了汗液可以出去，我们的卫气、阳气也可以出去，也可以散于外。汗孔又是气外出的一个门户，所以称为气门。正是由于这个原因，所以你看如果人体出汗出多了的话，就可以导致我们身体全身乏力；而当人体虚弱的时候，气不足的时候，外边的邪气也可以反复地侵扰我们人体。

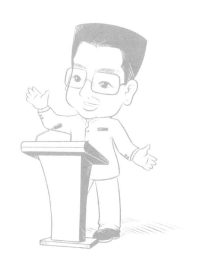

风性开泄，可以使
汗孔打开，使人出汗。
汗孔又称为鬼门、
玄府、气门。

另外说到汗，我在这里再多说一句，在《黄帝内经》当中也有这样的认识。说"天暑衣厚则为汗"，而"天寒衣薄则为溺与气。"实际上《黄帝内经》当中这两句原文是倒过来的，也就是"天寒衣薄则为溺与气，天暑衣厚则为汗。"我们都知道，一到天气炎热的夏天，或者说穿衣服穿多了的时候，汗可能就多，汗多了尿也就少。而到天气冷的冬天了，或者说穿衣服穿得比较少的时候，身体就会冷冷瑟瑟，汗液就少，而汗液少，尿液就多，它们是可以相互转化的。

说到这儿你可能就知道汗不仅可以调节我们的体温，而且还可以把我们体内的浊气排出体外。那么汗液当中的一些浊气跟我们小便当中的浊气有些时候里头的东西差不多，应该说有相同的东西。所以有些人提出这样一种治法。说当这人尿毒症的时候，排不出尿来了，怎么办呢？可以给他用发汗的方法，让他多出一些汗，把尿液当中的毒素通过汗给排出去，这便是利用了汗跟尿之间的关系来进行治疗。

我曾经遇见这样一个患者，自诉总是大汗淋漓，吃点饭或者稍微活动一下，都会出一身的汗。平时体弱乏力，怕风怕的厉害，稍稍一不注意就会发生感冒，精神状态也不好。面色总是不够红润，一看舌头，舌淡，苔白。汗由津液蒸化而成，是正常人体为了适应内外环境的变化，通过卫气的作用，使皮毛开启而汗出的一种现象。正常汗出可泌浊外出，排泄废物，驱邪散热，调节体液，使人体营卫调和，从而保持阴阳的相对平衡。

风邪致病常使人皮毛腠理疏泄而开张，表现为出汗、恶风等症。《素问·阴阳别论》谓："阳加于阴，谓之汗。"这种常出虚汗，主要原因在于气虚。气虚则卫阳不固，营阴不守。《灵枢·营卫生会》中揭示了其产生的机制："人有热，饮食下胃，其气未定，汗则出，或出于面，或出手背，或出于身半，其不循卫气之道而出，何也？岐伯曰：此外伤于风，内开腠理，毛蒸理泄。"这也就我们所说的漏泄。即风邪伤及人体，通过影响可以"肥腠理，司开阖"而调节人体汗出的卫气，而使人大量的出汗，同时风邪具有轻扬开泄的特点，这些机制与特点使得风邪成为引起人体病理性汗出的最主要外邪之一。《黄帝内经》把这类的病称作叫漏泄病，所谓漏泄，就是汗出如漏，汗都出来了。而内在的机理，一方面是内在的卫气不足，另一方面是外边又有风邪。哪里卫气不足，风邪就会侵袭到哪里，然后这个地方汗可能就出来了。

那么对于这一类疾病怎么去治疗呢？人体虚，那我就应该补其虚，外边有风，就应该祛风。人有汗，就应该敛汗，止汗，用这种祛风的方法去治疗，也就是治病必求于本。有一个大医学家叫柯韵伯，在他著名的著作《伤寒来苏集》里面就提及了相关的内容："邪之所凑，其气必虚，不患无以驱之，而患无以御之；不畏风之不去，而畏风之复来。何则？发散太过，玄府不闭故也。昧者不知托里固表之法，遍试风药以驱之，去者自去，来者自来，邪气留连终无解期矣。""不患无以驱之，而患无以御之"，也就是对于这个风邪，我不担心我祛除不了它，我最担心的是我无法抵御。御就是抵抗嘛，此外，我还担心我把这个风去了，可这个风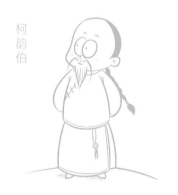又回来了。那么这个时候的治疗方法就是鼓，鼓舞他的气，补足正气来抵御风邪，不让风邪来侵犯你。实际上我们说，最根本的解决了两个事，一个是体内之虚，固住本了。第二是，外头有邪，我给它去掉了，把这两个都坚固了，这个治疗就比较靠谱了。

因此，在中医界有个著名的方子叫玉屏风散，由黄芪、白术、防风三味配伍。黄芪重用益气固表，实卫止汗，为君药。白术健脾益气，助黄芪益气固表，为臣药。防风走表而御风邪，为佐药。黄芪得防风，固表不留邪；防风得黄芪，驱邪不伤正。诸药合用，补中有散，共建益气、固表、止汗之功；补气虚，固表虚，增强人体抵御外邪的能力。正如柯韵伯先生所言："夫以防风之善驱风，得黄芪以固表，则外有所卫，得白术以固里，则内有所据。风邪去而不复来，此欲散风邪者，当倚如屏，珍如玉也。故名玉屏风。"

第六集

动起来的风

有这样一个佛家经典故事：惠能大师在五祖弘忍大师处得到衣钵时，为了悟道的修行而来到南海。当时因为广州法性寺有位印宗禅师正在开讲《涅槃经》，于是惠能大师决定在法性寺停留数日，以便听闻法师讲经。这天，寺前因为法师讲经而竖起了幡旗。

由于印宗禅师远近驰名，因此大批的人从各地涌到。其中有两位和尚见到广场中飘扬的幡旗，便开始议论起来。其中一人说："是幡动"。另一个人则说："不，是风动"。结果两人就此争论不休，而引来了人潮驻足围观。这时惠能大师也赶到，他一看便开口说道："不是幡动，也不是风动，是你们二位心在动。"正在争论的两人，一听到惠能大师的话即刻恍然大悟。这个故事被记载在《六祖坛经》中，被称为禅机十足的一则公案。

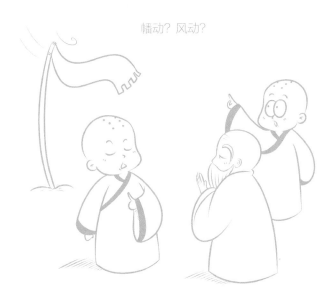

幡动？风动？

　　其实仔细品评这则故事，故事中所涉及的风、幡以及心三者都是构成"动"的要素。而其中风是"动"的首要因素，动是风自身的特点。理解起来，就是没有风，则幡不曾动；若离幡则不见风动；而最终所说的心，应当是指感知，也就是说没有心的感知，则不知何为动。总的来说，无论是幡、还是心，风都是他们动的先决条件，也正是因此，风是最不安宁、最不消停的病邪。

一、"风动"从外可见

　　风吹树摇，是我们在自然界中，最为常见的。树与幡一样，都是由于风而产生动摇的具体事物。因此，《素问·阴阳应象大论》云："风胜则动。"用来说明风邪致病具有动摇不定的特征。在人体上，人们常常将这种动摇、震颤，不受支配而产生不灵活、麻木等疾病，皆认为是由风邪引起的。诸如我们将脑梗、脑出血等"脑卒中"产生的口眼㖞斜，半身不遂，手脚不灵活的病症称之为"中风"。这个疾病西医又称为脑血管意外。是一种突然起病的脑血液循环障碍性疾病。是指病人因各种诱发因素引起脑内动脉狭窄，闭塞或破裂，而造成急性脑血液循环障碍。该病分为缺血性脑卒中和出血性脑卒中。据统计中国每年新发生脑卒中病人达200万，其中70%~80%的脑卒中患者，因此致残而生活不能自理。目前，我国现存脑血管病人700余万。这种疾病给人类健康和生命造成极大威胁，给患者带来极大痛苦，家庭及社会负担沉重。

脑卒中临床最主要的表现，是神志障碍、运动、感觉以及语言障碍。具体表现为猝然昏仆、不省人事或突然发生口眼㖞斜、半身不遂、舌强言謇，经一段时间的治疗后，除神智或可清醒外，其余症状依然会存在。后遗症最主要是出现麻木、嘴歪眼斜、中枢性及周围性瘫痪等症状。总的来说，就是肢体的麻木、不用，行动困难。而这些症状中医认为就像风吹动树枝，使得树枝不能够自主运动，因此中医将此疾病称为"脑中风"，治疗上，一方面要活血祛瘀，一方面要平熄肝风。

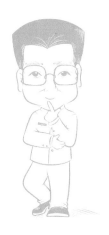

风胜则动

我们常常将动摇、震颤，不受支配而产生不灵活、麻木等疾病，看做是由风邪引起的。

曾经有一个这样的一个十几岁的小患者。5岁的时候曾被诊断为多发性抽动症，后来服用西药后得到缓解，两个月前，因为考试情绪紧张，而产生头不自主摇动，幅度较大。他妈妈带他来，说孩子平时经常感冒，所以嗓子总是发出声响，现在经常在紧张劳累后，又出现不自主的摇头，偶尔也能看见四肢抽动、眨眼睛、挤鼻子较为频繁，同时也不停的怂肩膀、提裤子。平时吃饭还可以，只是发现大便一日2~3行，还不成形。这个小患者的诸多多动的症状，都可以看做是风邪导致的，而且还是由于内风导致的疾病，因此在治疗上，要注意用钩藤、生龙骨、磁石之类平肝、镇肝熄风的药物，由于全身症状较多，还需要加入少量全蝎，起到搜剔风邪之用。

有一个患者，是一位公司的职员，平时总是写材料，进到诊室的时候，和我说得了"怪病"，双手颤抖的厉害，写字因颤抖而难以辨认。我让他当场画横线，结果画的都是锯齿。端酒杯时半杯酒洒出，因而不能参加酒会等社交活动。如果不操作精细动作，震颤还不严重，一旦专心干点什么，双手立刻抖动不能自制。最奇怪的是，这种都抖动，还分场合。如果一个人在家写字，其实没什么大问题，也不抖。如果和家人小酌，也可以挥洒自如。除此之外，平时胃脘总是觉得胀满不舒，睡眠不安，经常多梦，大便调。右脉弦缓，左脉弦细，舌红苔薄黄。这个病，被称为"书写痉挛症"，中医认为这种颤动，也可以从风来治疗。

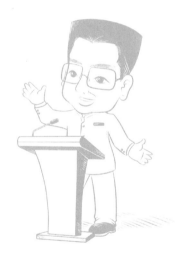

常用的平肝、镇肝熄风的药物有钩藤、生龙骨、磁石之类，全蝎具有搜剔风邪之用。

而另外一个患者则与刚才说的患者恰恰相反，他说："我的一只手经常抖动，越是放着不动，越抖得厉害，干活拿东西的时候反倒不抖了。遇到生人或激动的时候也抖得厉害，睡着了就不抖了。"这个患者是典型的帕金森病，同时该患者面部没有表情，吐字不清晰，并呈现出慌张步态，也就是越走越快，想停止都不能够停止。这种全身性的震颤、不能够自主运动，中医认为与风相关。有一个名人——希特勒也是帕金森患者。当时德国整个民族对希特勒的崇拜和疯狂热爱，到了一种无法用语言表述的状态。35年以前，他的演说都是富有激情的，各种手势伴随着他的声调和表情，将天才的演讲推向一个又一个高潮。从那之后，他的左手就开始抖动，越来越少地出现在公众面前，而他的最后几次露面，尤其震撼人心：年仅55岁的他，居然像个古稀老人一样，蹒跚着萎缩着，口齿也不复清晰。此时，他已经在帕金森病的作用下，勉强活了10多年。战争的胜负最终由其性质决定，非正义的战争必然会失败。但毫无疑问，帕金森病在二战中助了盟军一臂之力。其实，无论不能做精细动作的书写痉挛、还是做些精细动作稍好点的帕金森，都是符合中医所说的"动"的风象。因此，在治疗的时候我们要从风入手。

二、风动的自我感知

当然，这些疾病的表现都是我们能够看到的"动"。在临床中我们也可见到患者自我感觉到的"动"，这些动，并不是他人能够察觉到的。所以，属于心感知的内容。

曾经有这样一位女士，40岁。来看病前1个月，没什么明显诱因，突然发生眩晕，恶心呕吐不止。平时行走时需有人搀扶，否则即仆倒，自己觉得天旋地转，脚下仿佛踩了棉花。到某大型综合医院住院治疗。经过全面体检，花费上万元，结果理化检查完全正常，看不出有什么明显异常。医院医生也给不出意见，未予治疗，让其出院，嘱病人回家静养。患者自身觉得委屈，明明如此难受，为什么查不出病来？质疑医院没有仔细检查，医生不够负责。后来几经辗转，患者家人随即请中医为其诊治。患者身体壮实，现头晕恶心，呕吐。分析此证，则为肝胆郁热动风，上扰清阳之证。因此在治疗时一方面用温胆汤，疏泄肝胆郁热，一方面用平熄肝风之药进行治疗。经三次诊治，月余而痊。其实这样的患者，相比较起来，较为痛苦。因为这种感觉只有患者自己知道。有些医疗常识的人还好，可以准确的描述自己的感知，可有的人，却总是说不明白自己不舒服的情况。这就需要医生，耐心细致地帮助患者，做好问诊工作。

除了刚才提过的患者，还有这样一个患者，说自己几年来经常在清醒状态下，发生天旋地转的感觉，觉得周围的所有东西都在按着一个方向旋转、运动，很是可怕。这种感觉，在头部的任何运动就会加重。患者常伴有耳鸣、耳聋、眼球震颤、恶心、呕吐等症状。西医诊断为梅尼埃病，认为是发生在耳朵内部的疾病。而在中医认为，这种疾病，是因为肝风内动而导致的。因此应当用镇肝熄风的方法进行治疗。

刚刚讲的病案，其实也是讲述与肝风相关的疾病。其实，在中医范畴中，还有一些情况，可以导致自觉眩晕。

有的人，在蹲下站起来的过程中往往发生眩晕，这种眩晕，西医称为体位性低血压。这种由于体位改变而产生的脑供血不足，可以导致人们产生眩晕的感觉。中医往往也认为是肝血不足，而导致的血虚生风。我有个朋友，很久不见，突然有一天到访，我一看面色无华，精神不佳，向我来求助。我一问原因是，这个朋友平素热衷于献血，每次有个什么事，都去献血，以示纪念。结果有一天和太太吵了一架，在休息不好、心情不佳的情况下，一次性献血400cc，再加上工作忙，天天对着电脑写文件。结果这位朋友面色就变成这个样子，很长时间也没有好转，时常还觉得头晕目眩，手足麻木不舒。其实这就是由于一次性失血太多，造成的血虚。同时由于情绪不佳，闹脾气的过程中饮食不调，所以气血生化略显不足。就产生了头晕乏力的现象。这就是血虚生风的现象。

在《黄帝内经》病机十九条中有这么一条，叫做"诸风掉眩，皆属于肝。"诸风，风就是指所有的侵犯人体的风邪了，风病了。掉眩，掉就是指振掉，就是指我们肢体怎么样呢？或抽搐，或不听使唤，或抖动等等这些肢体的动象，也就是我刚才所说的你能看得见的这些风象。另外还有一个什么呢？眩，眩就是指的眩晕。所以一位著名的大医学家张介宾讲，"眩者"是什么呀？"眩者，晕也。""晕者"是什么呀？是"动也"，也就是眩晕本身就是一种动象，所以他们都属于谁的病变啊？都跟这个肝有关系。

为什么隶属于肝呢？我们在讲《黄帝内经》五脏篇的时候也提到了，肝是属木的，木是风之类的，所以我们人体所有的这些具有动象的、风的疾病大多跟谁有关系呢？大多是跟肝是有密切关系的，所有称为"诸风掉眩，皆属于肝。"那么对于这类疾病的治疗也要考虑外风应该驱邪、祛风，内风呢是不是就应该平肝熄风了。

三、诸暴强直，皆属于风

在自然界中，有一种风，不同于我们常常说的轻风、微风、大风，它往往来势凶猛，十分暴烈、破坏力极强。时而变幻莫测，也经常制造出许多奇怪的事件。

1940年6月15日，前苏联的高尔基地区突然雷鸣电闪，狂风暴雨大作。在暴雨中人们发现了有数千枚银币从天而降。拾到者一看，那是中世纪时期的银币，那上面的俄文表明是沙皇伊凡第五代的银币。这回证实了，天上虽然没有掉下馅饼，但是可以掉下比馅饼还昂贵的古董钱币。这些钱币是从哪儿来的呢？

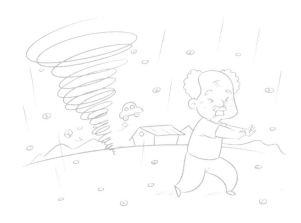

银币雨

据科学家、考古学家考查证实，原来这些银币是埋葬在古代贵族的一座坟墓里。由于暴雨猛烈地冲刷了坟墓上的泥土，致使墓口的银币都暴露了出来。接着，巨大的龙卷风把这些银币卷到了天空的云层里，在天空中飘行了数10里，待风力变小时，这些银币就随着暴雨纷纷落了下来，可以说，这场龙卷风成就了一场举世罕见的银币雨。

自然界的风，其力量是让人们惊叹的。我虽然没有亲身经历过，但看看那些灾难片，着实让人惊悚万分。龙卷风，它是积于云底部下垂的漏斗状（大象鼻子状）的云柱及其伴随的非常强烈的旋风。除了文献上记载的下银币雨、青蛙雨、黄豆雨、铁雨、虾雨，还有血淋淋的牛头从天而降等现象，都是龙卷风把地面或水中的物体吸上天空，带到远处，随雨降落造成的。龙卷风的直径约数米至数百米，移动距离一般为数百米至数公里，个别可达数十公里。龙卷风中心气压极低，中心附近气压梯度极大，因此，风速和上升速度都很大。龙卷风中心附近风速一般为每秒几十至一百米，个别情况达每秒150多米，最大上升速度每秒几十米到上百米。由于漏斗状云柱内气压很低，产生强大的吮吸作用。

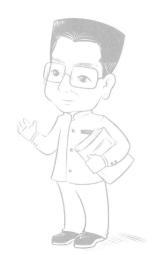

诸暴强直，皆属于风。

狂犬病属于风毒系列，病死率极高。

当漏斗伸到陆地表面时，把大量沙尘等物质吸到空中，形成尘柱，称陆龙卷；当漏斗伸到海面时，便吸起高大的水柱，称水龙卷或海龙卷。龙卷风的强大气流能把上万吨的整节大车厢卷入空中，把上千吨的轮船由海面抛到岸上。1925年3月18日美国出现的一次强龙卷风，造成680人丧生、1980人受伤；1967年3月26日上海地区出现的一次强龙卷风，毁坏房屋1万多间，拔起或扭折了22座抗风力为12级大风两倍的高压电线铁塔。2016年2月26日，新闻上报道了一则消息，说美国的德克萨斯州、佛罗里达州等多地遭受到了龙卷风灾害，大概有700万民众受到此次风暴的影响，美国国家气象局在其官方的脸书上形容此次暴风雨系统是"三头怪兽",过境之地可以说一片狼藉。有一批追寻暴风脚步进行观察的人,这样描述龙卷风,说它可以轻易地将树木连根拔起,然后把汽车像撒糖果一样,抛向空中,一座城市可以很快就被夷为平地。龙卷风平均每年夺走数万人的生命,其破坏力确实不小。由此可见,风的力量是多么的强大。

尽管人们早就知道龙卷风是在很强的热力不稳定的大气中形成的,但对它形成的物理机制,至今仍没有确切的了解。有的学者提出了内引力——热过程的龙卷风成因新理论,但是用它也无法解说冬季和夜间没有强对流或雷电云时发生的龙卷风。龙卷风有时席卷一切,而有时在它的中心范围内的东西却完好无损;有时它可将一匹骏马吹到数公里以外,而有时却只吹断一棵树干;有时把一只鸡的一侧鸡毛拔完,而另一侧鸡毛却完好无缺,产生龙卷风这些奇怪现象的原因更是令人莫测。这也体现了,这种特殊风的力量强大、变幻莫测。

其实在人体内部,也有这种暴烈的风象,其来势暴烈,不同寻常。《素问·至真要大论》中就有"诸暴强直,皆属于风"之言。我有个朋友曾经到地方乡村看病,突然接到一个患者,是个十几岁的小男孩,长的又瘦又小,可是力量却十分强大,几个大人都很难按住他,平躺在诊床上,直接一个鲤鱼打挺,蹦得很高,根本没有办法进行诊察,稍微安静时就会表现出十分恐惧的样子,仔细一看口周都是痰涎,稍稍遇到点风,就立刻出现无法呼吸、全身抽搐的状态,遍身大汗淋漓,时不时还大声嚎叫。问家中大人,也说不清楚原因,只是说,之前有点发热,这个样子已经有一天了,家里觉得不行,才送到卫生所里来。经过详细的询问,几经回忆才得知一个月前曾经被狗给咬了,当时家里人没有在意,觉得乡下孩子被狗咬很正常,也没有去医院打疫苗。过了一段时间,突然出现了这样的症状。这个病十分凶险,这个孩子,没能等到送至市里的大医院就死亡了。这其实就是我们说的狂犬病,属于中医风毒的状况,这种情况已经不是我们传统意义上的自然界的风邪入侵,或者由于血虚、肝风导致的内风症状了。就像自然界里的龙卷风,进展极快,破坏力极强,还伴随很多奇怪的症状。

说起狂犬病，在这里我还要提到一个人，就是葛洪。他是我国东晋时期的一个奇才。他不仅是个大文学家、还是理学家、化学家、炼丹家、医药学家，可以说是文理全才，创造了医学史上诸多个第一。要说他的学术成就，在2015年通过屠呦呦彻底火了一把。屠呦呦因青蒿素获得了诺贝尔奖，她所研制的"青蒿素"就来源于葛洪《肘后备急方》所介绍的"青蒿汁"，书中介绍治疗疟疾秘方**"青蒿一握，以水二升渍，绞取汁，尽服之。"**屠呦呦正是受此启发，改变了高温萃取、水煮提取的制备方法，最终获得了青蒿素。这其实只是葛洪学术成就的一个方面。他在历史上第一次记载了狂犬病，并第一次用免疫学的方法对狂犬病进行干预。他在书中描述，人被疯狗咬了，非常痛苦，受不了刺激。只要听见一点声音，就会抽搐痉挛，甚至听到倒水的响声也会抽风，所以又叫做"恐水病"。葛洪想到一种以毒攻毒的办法。他派人把疯狗捉起来，然后杀死，取出它的脑子，敷在病人的伤口上。果然有的人没有再发病，有人虽然发了病，也比较轻些（这个记载目前还有争议）。这项创举比法国的巴斯德提出的免疫学，要早了1000多年。可以称得上是免疫学的先驱。

当然，我们说，狂犬病属于风毒系列，目前，无论是中医还是西方现代医学，都缺乏有效的治疗方法，一旦发病，病死率极高。因此，我们需要做好动物管理，控制传染源。狗狗是人类的朋友，如果想完全禁止饲养是不人道也是不可能的，所以作为狗狗的主人，需要做好狗狗的预防接种。如果一旦被狗、猫、狼等动物咬伤、抓伤，需要尽快对伤口进行处理，用针刺破伤口周围，用力挤压或用火罐拔出。不要用嘴巴去吸出，防止口腔黏膜感染。然后需要用一定浓度的肥皂水、清水冲洗。对伤口进行消毒，并尽快去医院就诊。

无论是自然界的风，还是人体所受的风邪，自身生成的内风，还是这种暴烈的风毒，其都会产生动的象，这是风的本质，也是风的特点。因此在临床治疗这种具有"动"象的病症之时，都提示我们要运用治疗风的方法。

那么说到这儿我最后还想说，风的性格特点是有不少的，它善行、数变，居无定所。正是由于它的这种特性，让人们感到很难预测，让人捉摸不定，这些特征，对我们人类的危害是比较大的。尤其是一些老年人，一般来讲都相对有体弱、体虚的状况，也就是中医讲的正气不足，所以当这些老年人得病、感冒，很容易产生一些其他的病变。有的时候我们在临床上也可以见到这种情况，有些老年人健健康康的，天天还在锻炼，哎，突然哪天得了个感冒，再过些日子,这个老人去世了。这是一个什么情况呢？这就是由于风邪侵犯人体以后，他的这个善行、数变可以变生多种疾病，而且可以从表直接入里，伤害我们的生命。

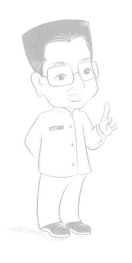

两感病指的是，邪气侵犯人体，不仅侵犯到体表，而且直接可以侵犯入里。

　　在《黄帝内经》当中把这类疾病也称作两感病。所谓两感病指的是什么呢？指的是这邪气，不仅侵犯到体表，而且直接可以侵犯入里。在《素问·热论》当中这么说，他说人体有表里两经，比如太阳经，他是表经，里经就是什么？就是少阴经。那么我刚才所说的这个两感是怎么回事呢？按正常情况下，风邪侵犯人体，犯了人体的太阳经，让太阳经产生病症就可以了。但是如果由于正虚、体虚，年龄比较大，风邪就会不仅仅侵犯人体的表经太阳经，而且还会同时侵犯人体的里经，使得表里两经，表里同时受邪发病。你想啊，那么风邪进来以后，会怎么样？那就如入无人之地，一下由表至里啊，迅速就可以把人体整个侵犯了，使得正气进一步虚弱。这个时候疾病就比较严重了,对人体的危害就很大。所以我在这里也提示，尤其是我们老年朋友，尤其是那些体弱多病的朋友一定要注意预防风邪受病，预防感冒，只有这样我们才能够健康长寿。

第七集
你从哪里来

前几集讲述了风的性格和特点，其中重点提及"风为百病之长"，说明风在人体致病因素之中是非常重要的。那么对于这么一个重要的因素，我们怎么去预测它呢？如果能预测风的到来，我们才能够更好地去预防疾病，避免受到风的侵害。下面先讲一个故事。

一、借东风

长篇历史小说《三国演义》是我国四大名著之一，被毛宗岗、金圣叹评为天下第一才子书。三国人物成千上万，其中写得最精彩的，莫过于诸葛亮。写诸葛亮最精彩最引人入胜的故事，莫过于赤壁大战中的借东风、草船借箭。特别是诸葛亮在南屏山七星坛上披发仗剑、踏罡步斗、施法术借东风的场面，使读者和观众几乎无法分辨诸葛亮到底是人还是神仙妖怪。

这故事发生在建安十三年（公元208年）。当时，曹操率兵50万，号称80万，进攻孙权。孙权兵弱，他和刘备联合，兵力也不过三五万，只得凭借长江天险，拒守在大江南岸。这年十月，孙权和刘备的联军，在赤壁，也就是今天湖北省蒲沂县，与曹操的先头部队遭遇。曹军多为北方兵士，不习水战，很多人得了疾病，整个军队士气很低。两军刚一接触，曹操方面就吃了一个小败仗。曹操被迫退回长江北岸，屯军乌林，也就是今天湖北洪湖县境内，同联军隔江对峙。这时候，有凤雏之称的庞统出现了，他向曹操献计，为了减轻船舰被风浪颠簸，可以命令工匠把战船连接起来，在上面铺上木板。这样，船身稳定多了，人可以在上面往来行走，还可以在上面骑马。这就是所谓铁索连舟的"连环战船"。十一月十五日晚上，月朗星稀，曹操在战船上横槊赋诗，踌躇满志。和身边的众位谋士说："还是老天眷顾我，让我得了凤雏庞统的妙计。用铁索将舟船连起来，果然渡江如履平地。"他的谋士纷纷提醒曹操需要防备孙刘联军用火攻之法，曹操却认为，凡用火攻，必借风力。而此时正值隆冬之际，只有西风、北风，不会有东风、南风的。曹操的军队居于西北之上，而孙刘联军在南岸。若用火攻，就会烧到孙刘联兵就会烧到自己，有什么可怕的！若是到了春天，曹操的大军早已经提前准备了。可见曹操对天时、地利是做了充分考虑的。

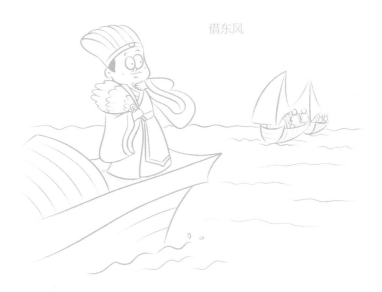

借东风

而在另一边，周瑜利用庞统向曹操献连环计，起初认为用火攻十拿九稳，绝对不会存在问题。于是，豪情满怀地站在南岸山顶上观看曹营水寨，忽然狂风大作，江中波涛拍岸，一阵风过，刮起旗角于周瑜脸上拂过，使他猛然醒悟：此季节只有西风、北风，没有南风、东风，怎么能用火攻呢？于是突然往后一倒，口吐鲜血，不省人事。从此卧病在床，着实发起愁来。诸葛亮前去探望，密书十六个字："欲破曹公，宜用火攻，万事俱备，只欠东风。"写毕，递与周瑜说："这就是都督生病的缘由。"周瑜看见了大惊，暗自思量诸葛亮确实厉害，早已知道自己的心事，只得以实情相告。于是向诸葛亮说："先生既然知道我的病源，你看看该怎么办啊？"诸葛亮回答说："我以前碰见过一个神人，曾经传授给我奇门遁甲天书，可以呼风唤雨。都督若要东南风，我可以帮忙做法。但是要在南屏山建一七星坛。要求台高九丈，分三层，每一层还要用一百二十人，手执旗幡围绕。等我作法，三日三夜，求得一夜大风，我们火攻的法子便可成！"诸葛亮继续说："这样吧，就在十一月二十日甲子祭风，至二十二日丙寅风息如何？"周瑜闻言大喜，翻然而起。于是传令，安排了五百名精壮的军士，在南屏山筑坛，拨了一百二十人执旗守坛，听候诸葛亮差遣。

火烧赤壁

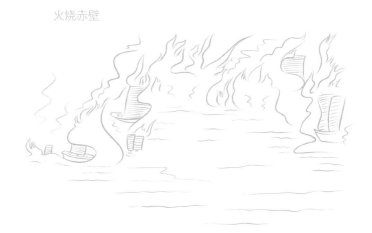

于是诸葛亮便选了个良辰吉日，十一月二十日，沐浴斋戒，身被道衣，散着头发，光着脚，上到坛上开始作法借东风。一天之内上坛三次，下坛三次，却并不见有东南风。一直快到傍晚，天色晴明，微风不动。一直到将近三更时分，忽听风声响，旗幡转动。周瑜出帐看时，旗带竟飘西北。霎时间东南风大起。周瑜派出部将黄盖，带领一支火攻船队，直驶曹军水寨，假装去投降。船上装满了饱浸油类的芦苇和干柴，外边围着布幔加以伪装,船头上插着旗帜。驶在最前头的是十艘冲锋战船。这十艘船行至江心,黄盖命令各船张起帆来,船队前进得更快,逐渐看得见曹军水寨了。这时候,黄盖命令士兵齐声喊道:"黄盖来降!"曹营中的官兵,听说黄盖来降,都走出来伸着脖子观望。曹兵不辨真伪,毫无准备。当黄盖的船队距离曹操水寨只有二里路,黄盖便命令军士"放火!"号令一下,所有的战船一起放起火来,就像一条火龙,直向曹军水寨冲去。东南风越刮越猛,火借风力,风助火威,曹军水寨全部着火。"连环战船"一时又拆不开,火不但没法扑灭,而且越烧越盛,一直烧到江岸上。只见烈焰腾空,火光烛天,江面上和江岸上的曹军营寨,陷入一片火海之中。

孙、刘联军把曹操的大队人马歼灭了,把曹军所有的战船都烧毁了。在那烟火弥漫之中,曹操率领着残兵败将,向华容小道撤退。赤壁之战,东风起了很大作用,唐朝诗人杜牧有两句名诗道:"东风不与周郎便,铜雀春深锁二乔。"意思是多亏老天爷把东风借给了周瑜,使他能方便行事,否则孙策的老婆大乔和周瑜的老婆小乔会被曹操掳到铜雀台去了。京剧《群英会》中,曹操有句唱词:"我只说十一月东风少见。"显然后悔自己对气象判断失误,吃了大亏。

很多人都认为,赤壁大战中的这段描写,是虚构的,但查陈寿所撰《三国志》等史料,所记赤壁之战的大体时间和主要情节,均与《三国演义》一致,在《周瑜传》中不仅有黄盖诈降的情节,而且说:"盖放诸船,同时发火。时风盛猛,悉延烧岸上营落。"明确记载有东南大风相助。那么这个风,真的是诸葛亮借来的吗?

二、天气的预测

如果真的是诸葛亮借来的,那么这场风,就和西游记中,孙悟空与车迟国三清观的虎力大仙、鹿力大仙、羊力大仙斗法时,请风婆婆按信号放风的故事相近了。其实这个风,是古人对于气候的一种预测。

说起天气气候的预测,很多人都会想到每天的天气预报,我们收听或是收看天气预报，貌似在三五天之内的温度、风力、晴雨等都在掌握之中。现在的天气预报主要是根据气象卫星发回的云图和各地气象台站测得的温度、气压、风向、风速等数据绘出的气象图，在经有关资料、经验判断后得出的。要想准确预报天气，必须把上面得到的数据列出几百阶乃至更高阶的线性方程组。若靠人工求解则需几百人用几个星期的时间内才能完成。这时已不是天气预报了，已经变成了天气报告了。现在这些工作都是通过国家的大型电子计算机，考虑到引导风的气流和间接影响引导气流的其他气象因素，进行计算。气象预报员会采用电脑数值预报的结果和自己的主观判断和经验做最后的预报。

那么有人会问，古人是怎样测知天气的呢？我国古代科学家张衡发明了世界最早的风向仪——相风铜鸟。这是在空旷的大地上树一根五丈高的杆子，杆子装一只可灵活转动的铜鸟，根据铜鸟转动方向便可确定风向了。

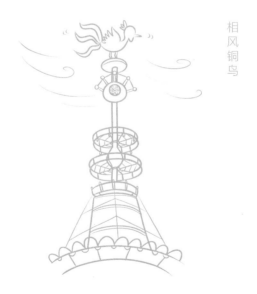

相风铜鸟

除此之外，古代人们预报天气，主要是依据经验进行判断，这些积累下来的经验，也逐渐成为人们的日常所用的俗语谚语。比如"日晕三更雨，月晕午时风"是说如果看到太阳周围有云彩形成的光圈，那么在晚上就会下雨；如果在晚上看到月亮周围有云彩结成的光圈，第二日中午就会有大风的到来。"星光闪烁，必定风做"，"星星快速闪，有台更须防"，说明星星闪烁是有大风来到的预兆。在台风季，人们还总结出这样的经验，在台风所在方向有星星快速闪，闪区仰角抬升，说明台风即将靠近；星星闪耀往哪个方向移动，台风就会移动到那个方向，"日落胭脂红，非雨便是风"，是说人们观察到，当太阳落山时，呈深红色。说明是大气中含有较多的水汽和杂质，因此蓝色的光被大气散射殆尽，只剩下波长最长的红光，所以我们所看到的太阳颜色呈胭脂红。由于大气中已经含有较多的水汽和尘埃等杂质，一般致阴雨或者大风的可能性较大些。

三、中医如何预测风

那么在《黄帝内经》中对这风怎么来预测呢？实际上《黄帝内经》对于气象的预测主要用五运六气的方法。

根据五运六气学说，可以预测这一年哪个气比较胜，也可预测这一年中哪个阶段又是哪个气比较胜。根据气象的变化进一步来预测易患的疾病，最后采取相应的一些措施来进行预防和治疗。

说到五运六气，首先要提到的就是甲子纪年的问题。因为五运六气的推测主要是以甲子作为基础的。传说是黄帝命史官大桡做甲子，来纪年、来纪月、来纪时，甚至也用来纪事。甲代表天干，子代表地支。古人认为天干有十，也就是甲、乙、丙、丁、戊、己、庚、辛、壬、癸，此乃十天干。另外还有十二地支：子、丑、寅、卯、辰、巳、午、未、申、酉、戌、亥。怎么来纪年、纪事呢？一个天干和一个地支按顺序相配，比如甲子、乙丑、寅卯，按顺序来依次纪年。

史料上明确记载使用甲子纪事、纪年是在西周共和五年，也就是公元前837年，那么甲子至今应该说已经有48个周期了。为什么这么讲呢？天干有10个、地支有12个，二者一一相配，二者最大的公倍数是60，意味着相配60个以后就要进行重复相配，也就是说60便为一个甲子周期，所以我们现在也称六十花甲、六十甲子。

而现如今我们仍然在使用甲子纪年，比如在日历上看到这样的字眼，2007年是丁亥年，2008年是戊子年，2009年是己丑年，2010年是庚寅年，2011年是辛卯年，2014年是甲午年，2015年是乙未年，2016年是丙申年，2017年是丁酉年。

而古人不仅用甲子纪年，而且还纪日。诸葛亮借东风里面提到11月20号就是甲子日，到11月21、22号的时候就是丙寅日，这便是用甲子去纪日。不仅如此，甲子还可以来纪时。一天按照12地支去分配。一个时辰对应现在的两个小时。比如晚上11点，也就23点到1点，就是子时。那么1点到3点就是丑时，3点到5点是所谓的寅时，5点到7点是卯时。所以诸葛亮借东风，什么时候风起呢？是在3点，三更左右的时候，也就是寅卯之时，寅卯之时归谁所主呢？古人认为是归风、木所主，所以这个时候才有风，古人才可以预测出来。

而《黄帝内经》中的五运六气便是以甲子作为基础来预测气象的。运气有两方面含义，一为运，一为气。运是五运，气是六气。五运就是木、火、土、金、水，六气就是风、寒、暑、湿、燥、火。

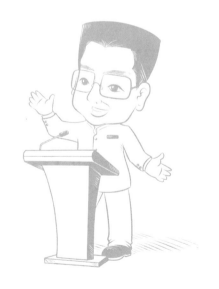

五运六气
五运就是木、火、土、金、水，六气就是风、寒、暑、湿、燥、火。

运当中分为岁运、主运、客运。岁运可以预测这一年的气候变化，是以木、风为主，还是以火、热为主？一年之中进一步又分为五个时段，即为主运和客运，客就是客来，根据天干来变化。根据上述甲子纪年的干支便可以去预测岁运，预测一年气候变化。根据五运六气，六十年一甲子当中，风比较旺盛年份都有什么呢？答案是六壬年和六己年。六壬年属于风木太过之年，而有壬甲年、壬午年、壬辰年、壬寅年、壬子年和壬戌年，逢这六年是风木太过。六己年属于土不及之年，而土为木克，所以在这样的年份中，土不及相对而言木、风则可能旺盛。所以每逢六己年，风也可能会旺盛或阴盛。而六己年有己巳年、己卯年、己丑年、己亥年、己酉年和己未年。

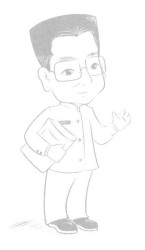

《黄帝内经》对于
气候的预测非常重视。
　　主运分为岁运、主
运、客运。
　　六气分为主气、客
气。

另一方面，六气也分为主气和客气。实际上古人在五运六气的预测过程当中更加重视客气，尤其是司天之气。因为六气把这一年分成六段，其中最重视第三段的主气。第三段的气主管上半年的气候，同时也能够兼顾一年的气候。所以第三之气又称之为司天之气，也称岁气，也就是说一年气候变化跟这三之气关系最大。而这个三之气是怎么得出来的呢？又跟我们的甲子纪年当中的地支又有密切的关系，通过地支可以推测出司天之气。

那么风气胜的那个岁气是什么时候呢？是哪些年呢？经过《黄帝内经》五运六气推算，认为在巳亥年风气比较旺盛。巳年是乙巳、丁巳、己巳、辛巳和癸巳年，亥年是乙亥、丁亥、己亥、辛亥和癸亥年，在这些年份风气偏盛。

由此我们便可在一定程度上推算出具体年份的风气是否旺盛，当然真正按五运六气计算的时候是很复杂的，不仅考虑到运，考虑到气，而且还要把五运和六气结合起来进行分析。而且还要进一步去推算这一年当中的各个具体时段，比如说春天、夏天、秋天、冬天，哪个气会更加旺盛，通过这样的预测就可以得出来风气是哪年、哪个时段可能就会旺盛。通过这个预测我们就可以很好的去预防疾病了。

而对于诸葛亮借东风，我们认为实际上是孔明算出了数天以后是20号、21号，是冬至节的时气。古人云冬至一阳生，《黄帝内经》也提及"是故冬至四十五日，阳气微上，阴气微下"。冬至是阳光照射最少的那么一天，这一天以后，阳气开始出升，所以它叫做什么呀？一阳生，一阳就是少阳，少阳就属于风木。所以诸葛亮断定，冬至以后可能会有风。这风是哪儿来呢？是东风。此外，11月20日又是甲子日，甲属于阳木，木属于风，所以甲子日可能有风。因此诸葛亮料定，冬至日又适逢甲子日，所以可能会有风起。这风在什么时辰起呢？利用十二地支来计算，寅卯之时为风木所在的时辰，因此，在这个时令，便会有东风大作。

《黄帝内经》总共162篇，其中有7篇大论是专讲运气推测的。可见，《黄帝内经》对于这个气候的预测是非常重视的。其实对于天气的预测，一方面有运气学说的内容，另一方面也有古人对日常生活经验的一个总结。而除根据气象变化外，还可以通过人的自身感觉来预测一些天气的变化情况。

著名相声大师刘宝瑞曾经讲过一个相声，叫做"黄半仙"。是说一位农民，和邻居一块干活，早晨出家门就披着蓑衣，邻居就问，这响晴薄日的为什么要带着蓑衣？这位姓黄的农民就说"有雨"，邻居都纷纷嘲笑他，结果果真不出一个时辰，天边刮来了乌云，下起雨来。又一日，大家还是到地里干活，所有的人看外面天阴沉沉的，只有这位姓黄的农民没带蓑衣，轻手利脚的去地里干活，其他人就让他赶紧去家里拿蓑衣，他却说，不会下雨。其实，这位黄姓农门生活知识丰富，根据老婆腿有风湿的毛病，总结出腿痛有雨，不腿疼不下雨的规律，再加上平时推断事理机敏，在村中号称"半仙"，后来还误被皇上传去占卜夜明珠失盗案件。其实在中医学中，认为天人合一，外界的风雨确实会引起人体气血的变化，导致某些疾病的发生。因此也就有了"关节发痛，无雨也风"的说法。

所以人通过自身的这种感觉有时的确可以预测到天气的变化，这一点在《黄帝内经》当中也提到过，在《灵枢·癫狂》中，有这样一段文字，"病至，视之有过者泻之，置其血于瓠壶之中，至其发时，血独动矣。"是指到病发的时候，取邪气最盛的经脉，选适当的穴位以泻法针刺，并取其血置于一个葫芦里，下一次这个病人将要发病的时候，这个葫芦中的血就会动起来。这段文字的记载，或许着实让人不可理解，但说明了癫痫这样的风性疾病，在发作之前，确实可见预兆。

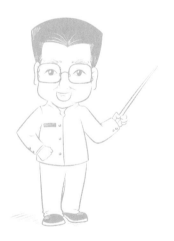

中医学认为天人合一，外界的风、雨、寒、暑确实会引起人体气血的变化。

我们在临床中碰见过这样一个癫痫疾病的患者，我们都知道，癫痫这个病，较为危险，因为一般在发作期间意识是丧失的，患者突然昏仆抽动，不知道这个期间可以产生什么样的伤害。我们的这个患者二十多岁，他的同事和同学都不知道他有这个疾病，从来没有发作的时候被外人看见。而且每次癫痫发作，都保证能在床上，因为其发作前期，就有自身感觉。据他自己描述，每次觉得有一股气从下腹部往上冲，感觉很不舒服，他就知道要发作了，赶紧躺在床上，果真不一会就发作了，发作完毕，感觉身上疲乏，休息一会也就没有什么大碍了。也正是因此，《黄帝内经》中强调，如若想要治疗患有癫疾的患者，则需要："**治癫疾者，常与之居，察其所当取之处。**"说明要想很好的治疗癫病，就应该常与患者居住在一起，观察其发病过程中的情况和变化，取得丰富的资料。这也说明，对于这类突发的风性疾病，作为医生需要观察、总结疾病发生之前的种种迹象，找寻其发生的规律，探索是否有预兆，然后做好防护工作，减少疾病给人们带来的伤害。

　　这一讲我们谈到了如何预测风的来临，当然五运六气实际上是在论述六气正常运行的规律和状态，而我们实际上所要预测的是风淫胜的时候，在风气恶劣的时候如何去进行预测，进而采取相应措施去进行预防和治疗。

第八集

避风如避箭

上一集我们谈到如何预测风的来临，那么预测到风之后应该怎么去防护呢？下面我们来探讨一下这个话题。

一、虚邪贼风，避之有时

有这么一个现象，在冬天的晚上，如果小孩子要出家门，家长便会一再嘱托孩子多穿点衣服，戴好帽子，别受凉、别着风。这一点实际上在《黄帝内经》早就提出来，称为 **"虚邪贼风，避之有时"**。什么叫做虚邪呢？注家有两种观点：

一种认为这个虚邪指的是不正之风。什么叫不正之风呢？也就是说，每个季节该有每个季节相应的气候，但是它却有了另外一个季节的气候。比如说冬天应该冷不冷，它反而太热，这个热在这里就是称为虚邪。所以《黄帝内经》当中有一句话，**"从其冲后来为虚风"**，冲就是对冲，就是从它反方向而来，不该有的反而有了，这就称作虚邪，也就是我们所说的未至而至，不应当来的它来了，称为虚邪。另外太过也是虚邪，也就是说应该冷、应该有风，但是它反而太过，不应该是这么大的风，风却特别大、特别冷，这个也可以称为虚邪。

注家的另一个观点称作什么呢？因人体之虚而侵犯人体的邪气称作虚邪。唐代著名医家王冰认为**"邪乘虚入，是谓虚邪"**。这里有一关键点，邪气能够侵犯人体成为虚邪主要原因便是人体之虚。也就是说在人体虚的时候，邪气侵犯了我们人体。因此怎么来预防呢？最首要的就是提高我们人体的正气，提高抵御邪气的能力，然后才可以防止风邪等邪气侵犯人体。

而对于贼风，贼就是小偷，是偷偷摸摸的、不敢光明正大的风。所以前几集当中也提到过，开窗户时如果只是留个缝的话，那么由缝隙吹进来的风的力度反而会更强一些。因为这个风邪是一个行动非常迅速的气的运动，见缝而入，偷偷摸摸的就可以侵犯我们人体。比如说睡觉的时候，窗户开了一个小缝，风就有可能随之侵及人体，这便称为贼风。因此有人提出"虚邪小贼风"的说法，加个小字来表示风不好防的特性。真正的大风人们都知道要去预防，而风不大的时候我们也应该去预防。如果你不知道预防，风就有可能变为偷偷摸摸的小贼风来侵犯你了，所以这一点尤其要注意。

现在我们都知道，每天要关注天气预报，特别是要出门，为了防止下雨、下雪、台风、过热过冷等对我们的损害，就要上网、上手机查查。但是另一方面，我们反而是被人造"贼风"给伤害了。比如睡觉时的空调或风扇，热天地铁里的冷气等。

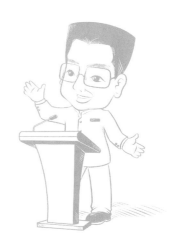

虚邪贼风，避之有时。虚邪指的是不正之风。提高人体的正气，提高抵御邪气的能力，然后才可以防止风邪侵犯人体。

这些风伤害我们，一是由于感受过度以致天长日久的累积；二是我们疏于防范，当人精神或是意识放松的时候，感受的那个风，对人伤害是最大的；三就是我们的正气有所缺失，正如《素问遗篇·刺法论》所云"**正气存内，邪不可干**"，《素问·评热病论》"**邪之所凑，其气必虚**"。所以我们要想预防疾病、预防邪气的侵犯，必须要保养我们的正气。

那么怎么来避风呢？在《黄帝内经》当中也明确提出来，"**圣人避风，如避矢石焉**。"古人也提到，避风如避箭。矢石和箭都表述了风之伤害人体的犀利之处。所以首先古人强调，对于这些风，我们要躲避它，不要正面地迎着它去跟它搏斗。司马光也曾经有过这样的诗，"细雨寒风宜独坐"，也就是说在刮大风、下大雨的这些天气里我们应该在户内活动，不要去到风雨之间去搏斗了，不要正面去对着它。所以古人很明确，对于这种虚邪贼风，应该"避之有时"。避之即躲避，有时不是说有时候，而是指的按时、依时。那么按什么时，依什么时？这就是前面所说的，预测到了某一年份、某一季节的风可能要淫胜，那么那个时间段就应该注意躲避。什么时候风比较盛呢？按照《黄帝内经》的五运六气学说，甲子纪年在天干之年为六壬年和六己年的时候可能风比较盛，甲子纪年在地支之年为巳年和亥年的时候风邪比较盛，这个时候我们要注意躲避。

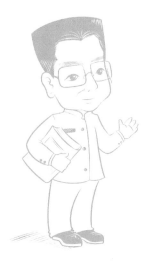

甲子纪年在天干之年为六壬年和六己年，甲子纪年在地支之年为巳年和亥年的时候风邪比较盛，这个时候我们要注意躲避

《黄帝内经》中按六气可将一年分为六段，按五运可分为五段。可实际我们老百姓普遍应用的是分为春夏秋冬四段，所以在这里主要讲讲四时段的问题。

怎么去避这个风？春天了，大家都知道，寒气逐渐的消退，阳气逐渐的上升，春风一抚，又绿江南岸，二月春风，恰似剪刀。风一刮，小草也都长出来了。但同时春天的风又比较的伤人，比较的厉害，因为它夹杂着冬天的寒气，夹杂着寒气便很容易侵犯人体。因此，古人也强调，春天应该注意防范风邪的侵袭。

也正是因为这个原因，老百姓有一句谚语叫做春捂秋冻。春天要多穿点衣服，不要说春天一来马上把衣服给脱去了，这就不好了，因为春天寒气没有完全去掉，风也时大时小，很容易风带着寒邪侵犯人体。因此这个时候衣服还应该多穿一点，所以称作春捂。春天乍寒乍暖侵犯人体，所以春捂不单单是预防寒邪，还是防避风邪的一个很好的做法。

在丘处机的《摄生消息论》当中强调，春天的时候"不可顿去寒衣"，尤其"老人气弱，骨疏体怯"，风冷易伤人的腠理，容易伤及人体的表皮，所以这个时候应该"时备夹衣"，"遇暖易之"，天暖和一点可以去掉它，冷一点又可以换上它。而且告诉你"一重，渐减一重，不可暴去。"衣服是一件一件的去换掉，不可一下就给脱了。这是为了防止风邪侵犯人体。

我们现在也看到，春天一到，尤其女孩，因为冬天一直穿着厚衣服嘛，好不容易熬到春天了，天气稍微一变暖，马上把那个裙子还有薄衣服都给换上了，不要太跟这个形式，不要太美丽"冻"人了，这样对于我们人体、对于防风都是不利的。

另外，关于春天的衣着心法，孙思邈的《千金要方》当中有一个主张，强调春天的着衣要注意下厚上薄，也就是底下多穿一点，上边可以稍微少一点。所以由这观点来看，女孩一到春天马上换裙子，这可能对我们人体

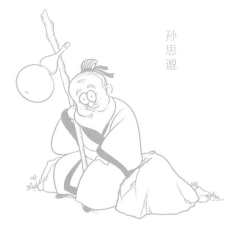

孙思邈

是不利的，不仅可以着风，对于我们下部的关节也会产生不好的影响。下身比上身减得要慢一些，从中医角度来看，可以既养阳又收阴，应该说是一种两全之法。

除了春捂这个原则，另外一个原则就是在人体虚的时候应该注意避风。风邪容易伤人，尤其是这些小贼风，就是依靠着人体体弱不足，或一时性的正气不足而侵犯人体。因此在人正气不足的时候，也就是体虚的时候尤其要注意避风。

一方面，像人房之后，或者内心有忧的时候，皆当避风，一定要注意保暖、注意避风。不避的话邪气就会乘虚而入。因此我们说，劳倦以后，干了很多累活以后，或者房事活动之后，或内心懊恼的时候，一般来讲都存在着消耗正气的问题。那么正气一时不足，如果你不避风，邪气就会侵犯你。

另一方面，人在汗出的时候也是属于体虚的情况。人一出汗，体表的卫气就有耗损。阳加于阴为之汗，所以汗一出，人体的津液受到损伤，而且人的卫气、阳气也随着汗排出体外，正气就要受到消耗，那么在这个时候便尤其要注意不要着风。尤其是酒后、餐后身体冒点汗，或者服用一些发汗解表药之后，可能身体上都有一些汗，但这个时候尤其要注意，不要说一出汗就想着赶紧凉快凉快，赶紧吹吹风、吹吹电扇、吹吹空调，这都是不对的做法，一定要注意。

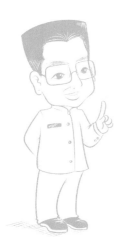

春天的着衣要注意下厚上薄。
在人体虚的时候应该注意避风。

还有一点需要特别指出，汗是有形的，自己可以知道自己是否出汗，有部分人会感觉没有出汗，但身上比较燥热、烘热。那么没有汗出是否就可以吹风凉快了呢？其实这也是不好的。因为燥热、烘热之时，人体的毛孔玄府也会随之而开，这意味着人体打开了一条道路，如果这个时候吹风，风邪也会顺着打开的道路侵犯人体。因此人体一阵阵烘热、燥热，也可以认为是体虚之时，也应该注意去避风。

　　此外，当人体休息的时候也要注意避风。尤其是睡觉的时候，窗户就应该关上。我们在午休睡觉的时候，有人习惯开个空调或电扇，这也是不对的。我在临床上就见过这么一个小伙子，这个小伙子身体比较好，比较强壮。到我这儿来一看是个面瘫。半边脸耷拉着，眼角、嘴角均向下歪斜。他说我身体这么强壮怎么还能够得这个面瘫呢？他就是在清明以后喝酒，喝完酒以后身体燥热，开着窗户就睡觉了，也没有关窗户，结果第二天早晨就发生了面瘫。

　　面瘫在中医叫做吊线风，《黄帝内经》当中又称之为口僻。口僻，僻是"从旁牵也。"所以脸就不对称了。吐气的时候半边肌肉松弛，不能够正确吐气，半边封不住嘴，吃东西也成问题，笑也成问题，表情比较呆滞、呆板，说话也说不清楚，也不能很好的用嘴喝水了。这实际上就是由于风邪侵犯了我们人体，风善行而数变，而且风可以伤筋脉，可以导致筋脉的痉挛，一边痉挛一边松弛，因此就产生了面瘫这样的结果。在西医当中称作面神经麻痹。实际上它讲的是由于风和寒冷的刺激导致半边面部营养神经的血管发生痉挛，痉挛以后神经缺失营养而产生水肿，造成了这么一个结果。所以这个时候中医治疗就可以用牵正散来治疗。用点白附子、白僵蚕、全蝎，而且加一些羌活、白芷、防风、荆芥来散散外风，这个病就给治好了。

　　总体来讲，我们去预防这个风邪的时候，一定要注意避，怎么去避，关系到我们生活当中的方方面面，总之最大原则是要保持我们正气的强固。所以《黄帝内经》也一再强调，**"清静则肉腠闭拒，虽有大风苛毒，弗之能害。"** 人体清静的话就可以"肉腠闭拒"，我们的肌腠、皮表、卫气都会强盛，可以闭外风。这个时候"大风苛毒"，苛就是严重，这样的毒气、毒风，"弗之能害"，也伤害不了我们人体，所以这是我们预防风邪的一个原则。

二、顺风养生

对于虚邪贼风我们要加以防范以外，在平时的正常的、风主的这些季节里头，我们如何来利用这个风，来保养我们的正气呢？这也是我们预防风病、保养正气的一个原则，实际上也可以称作顺时养生，也可以称作顺风养生。

在《素问·四气调神大论》当中有这样一段著名的话，这段话许多人都知道，因为许多讲座都涉及这个话题，那就是"春三月，此谓发陈，天地俱生，万物以荣，夜卧早起，广步于庭，被发缓形，以使志生"，而且下文还"生而勿杀，予而勿夺，赏而勿罚，此春气之应，养生之道也"。春天到了，之前也提到，春风又绿江南岸，二月春风似剪刀，春风一刮，小草都泛青，树叶都泛绿，那些蛰伏的虫子们也都出来活动了，春天是万物生的根源。繁体的风字里边是一个虫字，按古人解释叫做风动虫生。有这个风，万物才能有生机，人也才能够很好的发育，我们人体的正气也才能够健壮起来。因此，借这个风，顺这个风我们也应该很好的去起居，去生活。

那么这里涉及以下几条，首先一条是夜卧早起。夜卧早起指的是晚上晚睡一点，早晨早起来一点。因为春季跟冬季相比，白天长一些，晚上缩短了一些。阳主动，风本身也是主动的，所以这个时候我们顺应这个春势，应该多动一些，也就是活动多一些。怎么活动才能多一些呢？晚上稍微晚睡一点，早晨早起一点，以增加你的活动量。

另外一个，就是要求你"广步于庭"。广步指的是慢慢地散步，庭是指庭院。也就是说这个活动是应该增加，但是活动却不应该特别剧烈，这样才能适应风升发的态势。风木属于一阳，一阳即少阳，阳是主动的，但是这个时候动的量不能太大，不能过于剧烈，所以称作"广步于庭"。

而且还告诉我们应该"被发缓形"，就是把这个头发给打开，穿点宽大的衣服。因为古人在男女成年的时候，都要举行一个仪式，女子叫及笄，男子称叫做冠礼。举行这个仪式以后，象征着你就要承担成年人的权利和义务了，比如结婚、订婚、参加祭祀活动、服兵役等。这个礼上一个非常重要的仪式就是男子加冠，把头发给结起来，束起来，然后再用帽子，女的也是把头发束发加笄，笄实际上相当于那种簪子，把头发打成结。那么在春天的时候，这个时候应该被发缓形，实际上就是把脑袋上束缚的头发给散开。因为古人讲头部是诸阳之会，我们的阳经很多都到头部，只有在春天把它给散开了，我们的阳气才能够生发，阳经才能够上达。春属于阳，其性开泄，阳气才能升起来，我们人体也有生机。因此要求春天头发应该散开一点。而且不应该穿那种紧身的衣服，应该使我们人体不受约束，以使我们体内的阳气调动起来，所以称作缓形。因此在这里我也提议，春天那些扎马辫的，在头上盘着这种头发卷的女士是不是可以给它散开一点？而且像一些穿紧身衣服的人，是不是在春天可以改变一下？因为这样有利于春天的阳气的升发。

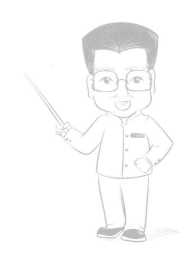

顺时养生
春季需夜卧早起，适当运动，顺应阳气升发之性，调畅情志。

除此之外，我们还应该注意一下情志的调畅。所以古人也称作"以使志生"。还要注意对待事物的一些态度，所以称为"予而勿夺，赏而勿罚"。

总之，在春天所主的季节里，我们应该顺应春生之势，来更好的养生，来调动我们机体的阳气，以固护、保养我们人身的正气，所以古人也称为这叫养生之道。

除此之外，在春天，饮食上也要有一定的调整。总体来说，春天是属于风，是属于木，在我们人体跟肝相合，是由肝所主的季节。因此我们讲，一般而言，身体健康的人，在春季里饮食方面应该遵守一个原则，叫做增辛减酸。因为辛味是属于散的，酸味是属于收的。所以在《黄帝内经》当中有这么一个原则，叫做**"肝欲散，急食辛以散之，用辛补之，酸泻之。"**肝性喜条达，那么这个时候应该吃一些辛味的药物。辛是发散的，顺应肝性。所以这个时候用点辛味药可以认作是补肝之品，顺应肝之性。而那个酸味有收敛的作用，逆肝的这种疏发之性。所以它就认为是一种泻，这实际上是五脏的苦欲补泻的内容。

那么在春天我们应该吃一些什么样的辛味的东西呢？《素问·脏气法时论》当中也提出来了，像一些小黄米、桃子、鸡肉、大葱，实际上都是属于辛味的食品。那么除此之外，在春天我们还可以吃一些生姜、葱、豆豉、香椿、薄荷、大蒜、竹笋、豆芽、韭菜、菠菜、荠菜等，这些实际上都可以认为是辛散之物。

我们吃这些辛散之物还有一个用途，中医讲木和金，酸是属于木，辛味是属于金的。正常的时候存在金克木的关系。所以在春天这个季节里头，为了防止肝过，我们可以增加一些辛味的食物，中医术语叫做佐金平木，这是有一定好处的。

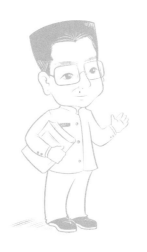

春季饮食原则：
增辛减酸以顺应肝脏
条达之性。

说起佐金平木，我们在临床上也遇到过这样的病人。有一个40多岁的女性，由于丈夫过世，导致自己得了一个病，西医诊断叫做抑郁，是反应性的一种精神疾病。她有一个特点，就是每天早晨起来心里就会抑郁不舒，而到下午就会好一些。也就是说她早上寅卯之时抑郁加重，而到下午申酉之时就变得轻一点。实际上下午3点以后是属于金所主的时候，金所主的时候病情就减轻一点。正是因为这一点，所以我们在用药的时候除了治肝之品之外，加了一点金味的药物。实际上就用了两位药，一味是杏仁，一味是贝母，来宣畅肺的气机，也就是增加金的含量，做到佐金平木，这个病人的效果实际上非常好。

在春天，一般健康人群可以增加一些辛味的食品以外，还可以加一些甘味的食品。唐代药王孙思邈也说过，**"春日宜省酸，增甘，以养脾气。"**春天省酸，少吃一点酸，应该增甘，增加甘味之品。目的是以养脾气，增加我们的这个脾气。我们说用甘味，实际上一方面可以柔和肝的不柔的特性。我们知道肝为刚脏，实际上另一方面还涉及刚刚提到的五脏苦欲补泻。五脏中肝欲散，它的生理现象是这样的，但是它还有一个病理的不欲，也就是它的苦，也就是肝苦急，急就是指拘挛、拘急，这是肝的另一个特点。这个时候我们应该**"肝苦急，急食甘以缓之。"**用甘味药来缓解肝脏对经脉产生的拘挛、拘急的作用。同时要注意肝属于木，木克土，而甘味药正好是能够养土，所以这个时候增一些甘味之品以防肝木太过克伐脾土。所以春天可以吃一些甘味之品。那么甘味之品，像五谷当中的糯米、黑米、燕麦，像蔬菜当中的冬葵、南瓜、胡萝卜、菜花、莴笋、白菜、大枣、牛肉等，这些实际上都是属于甘味之品，我们春季可以多吃一些。

另外，我再说一个现象，我们形容风吹的时候常常说呼呼的刮大风，其实我们说这个风跟这个呼确实也有关系。在《黄帝内经》当中讲，**"在天为风，在地为木，在体为筋，在脏为肝，……在声为呼"**。呼实际上是《黄帝内经》的五声之一，五声就是呼、笑、歌、哭、呻。五声跟五脏相对应，呼与肝相配，笑与心相配，歌跟脾相配，哭跟肺相配，呻跟肾相配。所以呼是属于木，属于风与肝相合。有时候在公园，在田野，或者在小河岸，有的时候就会听到人拉着长腔，我们称作啸咏。总有好多人认为他们好像是在唱歌，或者认为是唱戏的艺术家在吊嗓子，其实有的时候都不是，他们是在锻炼身体。也有很多人怀疑，说这种鬼哭狼嚎的声音能够养生吗？其实我们讲，这样的高声呼喊不但可以呼出人体的浊气，还有利于疏达肝气，还可以调动我们机体的阳气，应该说这也是春天养生方法之一。我们春天的阳气，冬天被压抑在我们体内，到春天了，应该是给调动起来。那么通过这种呼的声音、呼的这种形式也可以把它给调动起来。这种方法用的最好的季节是在春季，因为春、风是主声的，尤其是春天的早晨。其实这种方法古代人运用得很多，也把它称作啸咏。相传诸葛亮精通此道，在《魏书》当中记载，诸葛亮常在山林当中抱腹长啸。他一呼喊，猿猴沉默、鸟兽不语。从这个描述也可以看出来，诸葛亮的啸咏是十分威严的。另外像竹林七贤的领军人物嵇康，他也擅长此道。而且他把啸咏跟音乐联系在一起，认为这是养生的一个捷径。因此他们几个人经常一块儿饮酒、赋诗、在竹林当中啸咏。这也确实是养生的一个方法。

那么讲到这儿，我们讨论过了风的性格、特点，在致病当中的作用，如何预测风的发生，怎么去注意预防风为病，以及利用风的特点如何去养生、保养我们的正气。

第九集
"冰封"人体的寒

　　在第二次世界大战中，苏德战场是世界反法西斯战争的重要组成部分，也是第二次世界大战中规模最庞大、战况最激烈、伤亡最惨重的战场。德军在进入苏联的早期，凭借他们精良的武器装备和先进的战术指挥取得了节节胜利。在1941年9月30日，德军集中兵力和重型武器，发起意在夺取莫斯科的进攻，但是却失败了。其中一个重要的客观因素就是西伯利亚极端的寒冷天气，这种寒冷的天气给德军带来了灾难。首先是很多德军在这种天气下罹患了冻疮，丧失了战斗力；再就是严寒的天气也对德军的重型武器装备带来了毁灭性的影响，坦克和车子无法启动，枪炮也无法开火。在这种情况下，德军失去了"天时、地利、人和"的有利条件，最终导致了德军的失败。

　　顺着这个故事，咱们今天就谈谈寒。中医认为，寒为阴邪，它的一个特点就是"凝滞"。所谓的凝，就是寒能够使气体变成液体，使液体变成固体。"滞"，就是滞涩，不流通的意思。之所以把寒称为阴邪，是根据它的功能特点说的，《黄帝内经》中说："阳化气，阴成形。"你看在气候温暖的时候，我们的呼气是看不到的，可是在气候寒冷的冬天，在寒凝的作用下，我们就能看见呼出的气体呈现雾状。尤其是冬天的时候，如果室内有很多人开会或是一些其他的集体活动，你就会看到窗户的玻璃上先是有雾状的朦胧，然后时间长了就会有水滴流下来，等到人全都走了，隔夜会发现这些水滴变成冰挂在窗户玻璃的下面，这些现象就是在寒凝的作用下产生的。那么"滞"呢？强调的是不流通。你看平时我们的河流，它的水都是流动的、流通的。可一旦进入冬天，气候变冷了，河流上层的水开始逐渐的凝结成冰，而且随着气温的逐步下降冰层也会越来越厚。这些原来是水的冰成为固态以后就不能流动或是流通了，相比原来没有结冰的河流，流动水的总量也变少了。

讲到这里，咱们再回头看看德军的失败原因。首先是很多的德军在莫斯科极端寒冷的天气下得了冻疮，使他们丧失了战斗力。先不说莫斯科的冬天，在我们小的时候，由于当时的生活条件比较差，不像现在这样有暖气、有空调，在北方冬天的时候也会"冻手"、"冻脚"。什么症状呢？就是冻的手和脚的皮肤开裂，甚至形成冻疮，形成冻疮的时候，手脚局部的皮肤会反复形成红斑、肿胀，瘙痒，这种痒在遇到热的时候更加明显。严重的可出现水疱、溃疡。在溃疡后主要的感觉就是剧烈的疼痛，别说拿枪了，就是拿筷子都难。

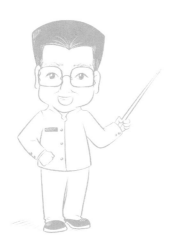

冻疮的表现：皮肤会反复形成红斑、肿胀，瘙痒，严重的可出现水疱、溃疡，并伴有剧烈的疼痛。

对于冻疮这种病，《灵枢·痈疽》就解释说："寒邪客于经络之中，则血泣，血泣则不通，不通则卫气归之，不得复反，故痈肿。寒气化为热，热胜则腐肉。"意思就是人在遭受寒邪的侵袭后，运行于经脉中的血液就会像冰那样凝滞住，凝滞以后的血液就不能流通、停在局部了。这在我们中医的术语里叫"寒凝血瘀"，形成像冰一样的瘀血后，人体为了调节阴阳平衡产生应急反应来驱除这种寒气。所以，属于阳、具有温煦作用的卫气就会凑上去温化这种冰冷的瘀血。就像打仗一样，属阳的卫气像被派去的士兵去驱除寒邪，可是这种寒冷的刺激持续时间长而且程度又比较重，因此双方战斗的很激烈，非常胶着，难解难分，所以《黄帝内经》说卫气"不得复反"，仗没打完，任务没有结束，卫气就不能回去。卫气属于阳，随着战斗的深入，被派去散寒的卫气越募集越多，局部阳热偏盛，所以会出现皮肤红、局部肿胀，局部的阳热再严重点就会出现血肉腐烂，形成溃疡，但它的本质还是寒引起来的，所以治疗就应该以温热的药物为主导。

刚才说了，溃疡后会很疼，这种钻心的疼就会影响士兵拿枪或是其他武器。另外就是前面咱们说了德军的坦克和车子无法启动，为什么啊？就是因为坦克和车子要烧油，汽油也好，柴油也好，机油也罢，它们都是液体，在那种极端寒冷的天气下，这些油都在寒性凝滞作用的驱使下而凝固，喷油嘴喷不出来油，还怎么去发动坦克和汽车的机器？在咱们北方的冬天，天气冷的时候车子也会打不着火，就是这个原因，也是为什么现在开车的人要在冬天给汽车加防冻液的原因。所以，德军被先前的胜利冲昏了头脑，没把天气因素考虑进去，犯了兵家大忌，失败是可想而知的。

一、人体里的云和雨所致的疾病

寒湿犯人——云雨之疾

《素问·阴阳应象大论》曰："地气上为云，天气下为雨；雨出地气，云出天气。"我们现在都知道，雨是从云中降落的水滴，可是这些水滴是在太阳照射的作用下，陆地和海洋表面的水蒸发变成水蒸气，水蒸气升到一定高度之后遇到冷空气，在寒凝的作用下变成小水滴，这些小水滴就组成了云，它们在云里互相碰撞，合并成大水滴，当它大到空气托不住的时候，就从云中落了下来，形成了雨降到地面上。从这里可以看出，古人是非常了不起的，它对雨形成的解释和今天是非常相似的。这个雨形成的过程其实就是咱们刚说的"阳化气、阴成形"，是阴阳互相作用的一个结果，当然啦，主要是水蒸气在升到一定高度后遇到冷空气，在寒凝的作用下形成了液态的雨滴。

其实，在人体遇到寒邪的侵袭下，也会有类似形成云和雨的病变。《黄帝内经》中说："寒气生浊，热气生清……浊气在上，则生膜胀。"这里所说的浊，可以理解为像云一样的湿和水。按道理来讲，这种水湿属于阴邪，形成以后应该从人体下部的前后二阴排泄出去。可是由于一些病理的原因，这种遇寒形成的水湿却居于人体上部的胸腔部位下不来，那么这种像云和雨一样、有形的水湿之邪会阻碍胸中之气的输布，这种正常之气会越积越多，就像气球往里充气一样，又散不开，会让人产生胸部胀满或是胸闷的感觉，这就是《黄帝内经》说的膜胀。那么对于这种病人，我的导师王洪图教授就有一张方子：杏仁、茯苓、生薏仁，再加上茜草、红花、旋覆花，用来理气、升阳、去湿、去寒，使得胸中大气得以运转，恢复气机正常升降，从而改善胸闷的症状。并且除外水煎汤剂之外，还可以将它代茶饮，平时饮用对人体也大有裨益。

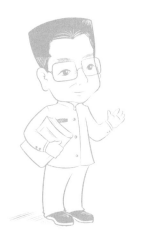

水湿之邪阻碍胸中之气，故产生胀满胸闷之疾。

当然，这种由寒凝导致的寒湿之邪不仅仅会导致胸闷，它还会导致一些其他的疾病。比如寒湿之邪影响到肺，因肺在中医里被称为"娇脏"，特别娇气，太凉或者是太热都会导致肺的功能产生异常，所以寒湿侵犯肺脏，肺的主气司呼吸以及宣发肃降功能就受到了影响，最常见的就是咳嗽。这种寒湿导致的咳嗽常伴有咯痰，而这种痰非常有特点，清稀得有点像鸡蛋清，病人会有恶寒，发热，身体发沉，甚至有的还有头面以及四肢浮肿，这种病人往往有舌苔白滑，脉浮。这都是肺受寒湿的侵袭导致的。而《伤寒论》中也提到**"痰饮者当以温药和之"**，因此用点姜、辛、夏、味，也就是干姜、细辛、半夏、五味子来散寒以去湿化痰。

在我们的门诊上遇到过这样的病人，症状是腰腿发沉，平时像背着一麻袋重东西一样，酸沉无力。并且病人有个奇怪的症状，从腰以下发凉，据他自己描述说就像坐到凉水里一样，看看舌苔是水滑苔。问他是什么时候得的，他说两周前在地里干农活，本身就出了一身汗，突然天就变了，下起了大雨，把自己浇透了，又刮着大风，虽然一路跑回家，可当时还是感觉到了阵阵寒意，第二天起床后就这样了，一直没有好转的迹象，就来就诊了。这种病在中医里其实叫肾着，这个病在汉代张仲景的《金匮要略》里有记载，就是寒湿侵犯人体，痹着于腰部导致的，可为什么叫肾着呢？因为中医认为"腰为肾之府"，所以叫肾着。

书里记载这种病主要是起于劳动汗出之后，衣服里湿冷，或者是居住的环境潮湿阴冷，久而久之就会导致寒湿之气侵犯腰间部位，导致腰以下冷痛，像坐在水里，腰重而冷。这个病人对自己的症状描述和原文的记载非常像，区别是腰部不痛。然而根据他的描述和疾病产生的原因，还有舌象和脉象也支持寒湿内袭，所以就用了肾着汤的底方加减来温化寒湿，取得了较为满意的效果。这个肾着汤的原方就四味药，有干姜、茯苓、白术、炙甘草。干姜我想大家都知道，就是咱们平时吃的生姜经过晒干以后制成的，他的性味是辛温的，你尝一下非常辣，所以它是这个方子的主药，温化寒湿的效果非常好。不仅这里用了干姜，而且咱们前面说的肺受寒湿侵袭导致的咳嗽、咯痰，用它的效果也很好。

二、人体里的冰所致疾病

寒滞人体——痹证为患

在中医里有个"痹证"，相信有些观众朋友听说过。通常来说，中医说的痹证就包括我们今天的风湿性关节炎、类风湿关节炎、痛风、骨性关节炎一类的疾病。在《黄帝内经》里就有专篇论述痹证。有一天黄帝问岐伯，"痹是怎么产生的？"岐伯就告诉他，是**"风寒湿三气杂至，合而为痹也"**。意思就是痹证的产生主要就是风、寒、湿三种致病因素叠加到一起造成的。但是，《黄帝内经》又根据这三种致病因素主导程度的不同把痹证分成了三类。一类是以风邪为主导的"行痹"，这种痹证主要特点是疼痛游走不定，一会这里疼，一会那里疼，疼痛没有固定的地方；再一类就是以湿邪为主导的"着痹"，它的特点是关节不光疼，而且伴有肢体酸楚、重着的感觉，甚至还有的病人肌肤麻木不仁；最后一类是以寒为主导的"痛痹"，它的特点就是肌肉、筋骨、关节发生疼痛，疼痛的部位固定，但是疼痛比较剧烈，所以称其为"痛痹"。痛痹的疼痛非常有特点，就是这种疼痛遇到温热刺激疼痛会减轻，遇到寒冷刺激疼痛就会增加。

谈到痛痹，我想到了咱们的《中国医学史》，它在说中医灸法起源的时候，有学者就认为古代原始社会的时候，在生产力水平低下的状况下，天然洞穴首先成为最宜居住的"家"。从早期人类的北京周口店、山顶洞穴居遗址开始，原始人居住的天然岩洞屡屡被考古学家发现，说明穴居是当时的主要居住方式，它满足了原始人对生存的最低要求。可是穴居也有它的缺点，我想不少人去过山洞，山洞里的环境是阴冷、潮湿的，长期在这种居住环境中生活，就会导致原始人类患痹证。在学会用火后，他们偶然发现这种痹证的疼痛遇到温热刺激后能够得到缓解，在总结经验后他们就会有意识的运用火热疗法来治疗疼痛。再看这个"灸"字，《说文解字》

说："灸，灼也"，它是个形声字，从久从火，联合起来表示长时间用火熏灼人体，达到温经通脉，疏通经络的目的。《素问·异法方宜论》也认为，灸法是起源于我国北方寒冷地区的。它说："北方者，天地所闭藏之域也。其地高陵居，风寒冰冽，其民乐野处而乳食，藏寒生满病，其治宜灸焫。故灸焫者，亦从北方来。"

有的观众可能会产生疑问，痹证都有疼痛，可为什么以寒为主导的"痛痹"疼痛的那么剧烈呢？在《素问·举痛论》中说："经脉流行不止，环周不休，寒气入经而稽迟。泣而不行，客于脉外，则血少，客于脉中则气不通，故卒然而痛。"在正常情况下，人体经脉中的气血像河流中的水那样是周流不休的，如果寒气侵入经脉，经脉中的气血在寒凝的作用下就会流动的缓慢，如果局部受寒程度加重，客于脉外也好，客于脉内也好，都会造成局部经脉内的气血形成像冰一样的瘀血。我们前面说河流中上面的冰形成以后，河流中流动的水的总量就会减少。经脉内的血液也是这样，瘀血形成以后，一方面血液不足了，就造成了所谓的"不荣则痛"，就是局部的经络、肢体或其他组织得不到血液的充分濡养，就造成了疼痛的发生；另一方面，瘀血形成的程度比较高，直接把经脉堵住了，就造成了"不通则痛"。这就是寒邪为主导的"痛痹"为什么造成疼痛剧烈的原因，所以《黄帝内经》中说："痛者，寒气多也，有寒故痛也"。

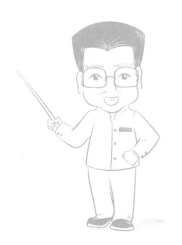

寒邪导致的痹证称为"痛痹"，寒邪凝滞，不通则痛，故疼痛剧烈。

　　而疼痛除外与气血不通有关之外，还涉及其他的因素。在《黄帝内经》当中，对这个问题还有另外一种看法。在《灵枢·周痹》篇有这么一段话，"**风寒湿气，客于外分肉之间，迫切而为沫，沫得寒则聚，聚则排分肉而分裂也，分裂则痛**"。这段话是说人体的津液也是周流全身的，尤其是在肌肉之间可以起到濡润的作用。当风寒湿邪侵及人体以后，阻滞津液，津液不通，聚集而为沫，而沫相当于我们所说的稀痰。因为《黄帝内经》当中没有痰字，所以这个沫就是一种稀痰，实际上就是我们津液不能布散、聚集以后所产生的东西。而这些稀痰聚集在分肉以后，可以挤压、排挤分肉，导致分肉的形状、位置发生改变，从而产生疼痛，这也就是所谓的"聚则排分肉而分裂也，分裂则痛"。因此在治疗疼痛的时候，只想到活血化瘀是不可以的，有的时候需要采取让津液敷布开来的方法，而由于导致津液聚集的主要原因是寒邪，因此此时的关键便是散寒。正如中医所讲的"头项痛，腰脊强"的麻黄汤证，头痛、颈部发硬，身体疼痛，但是麻黄汤并没有使用活血药物，用的正是散寒发汗的药物，散寒发汗以祛除寒邪，寒邪一去，则津液便得以顺利流通，疼痛等各种症状也随之缓解。

　　在当前有种不太正确的观念，一谈到"痹证"，人们就会往风湿、类风湿性关节炎上考虑。实际上这个"痹"，如果从病机的概念理解，是泛指邪气闭阻肢体、经络、脏腑所致的各种疾病。在明代有个著名的医学家叫张景岳，他在谈"痹"的时候说："**痹者，闭也。以血气为邪所闭，不得通行而病也**"。可见"痹"实际上是作为一种病机的概念，是邪气阻碍气血的运行而导致经脉之气不通所导致脏腑经络功能失常的一种病理状态。这些邪气不光是瘀血，也可以是痰、湿等有形的病理产物，这些有形的病理产物形成后会阻碍气血的运行，造成疾病的发生。在《素问·痹论》中，它就列举了多种脏腑和五体（筋、脉、肉、皮、骨）的痹证，这说明痹证不仅仅指的关节疼痛的疾病，它还包括脏腑及五

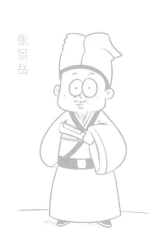

张景岳

体的痹证，它包括的疾病范围很大。

以心痹为例，这个心痹包括我们今天所说的心脏病。我们都知道珠穆朗玛峰。它峰高势伟，地理环境独特，峰顶的最低气温常年在零下三四十摄氏度，所以你看珠峰上的积雪常年不化。为什么？不就是咱们说的寒性凝滞吗。回过头来再说说雨的形成过程，雨在寒凝的作用下形成雨滴，假如这些雨滴在高空遇到了像珠峰那样强度比较大的冷空气，这些汇集的雨滴就会结成冰，形成冰雹或者是雪。在中医理论的体系里，认为心脏居于胸中，而胸腔又在人体的上部，处于阳位。心在五行中属火，是火力很大的脏腑，又主血脉，它得把血液泵到血脉里。假如心脏受到以寒邪为主导的风寒湿侵袭了，心的血脉被冻住了，心脉内的血液就会形成像冰雹那样的病理产物，心就像被冻住的机器的喷油嘴喷不出油一样，产生很可怕的后果。这样的病人会有胸部闷痛、甚则胸痛彻背，背痛彻心，喘息不得卧，发作时病人会产生濒死的恐惧感，伴有面色苍白，四肢发凉等症状。所以，在治疗这种疾病时中医就要用温热性质的药物来振奋心阳，温通心脉。

今天，咱们主要谈了寒性凝滞的特点，以及它对人体带来的危害，针对寒邪的这一特点，中医主要采取"寒者温之"的治疗原则来进行治疗，以温化寒邪所致的病理产物，使脏腑、经络、肢体的气血运行恢复正常。

第十集
人体的"寒战"

在自然界，有些动物在冬季时生命活动处于极度降低的状态，这是动物对冬季外界不良环境条件（如食物缺少、寒冷）的一种适应，其实就是大伙所熟知的冬眠。比如刺猬、熊等动物，冬天一到，它们就缩进洞里，蜷着身子，不食不动，它几乎不怎么呼吸，心跳也慢得出奇。可是大家注意到没有，冬眠动物的姿态几乎全都是蜷缩的，这是为什么？这就是寒性收引的特性所导致的，天气太冷了，动物为了保护自身的能量，就会蜷起身子来保持静止状态，以使自身能量的消耗达到最小化，进入冬眠的状态。这种面对寒冷刺激蜷缩身体的行为其实是动物对自身的一种应激、自我保护的行为。南极地区的企鹅，冬天来临时，原本散开的企鹅为了抵御南极的严寒，就会紧紧贴在一起，聚拢成庞大的、扎堆的企鹅群，十分壮观。这是自然界的寒冷迫使这些本来散在的企鹅为了抵御寒冷而不得不扎堆来相互取暖，这也是一种寒性收引的表现。

企鹅群

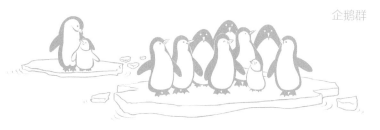

不光是动物，你看植物也是这样，植物也有冬眠，天气一冷，各种树木的叶子渐渐干枯，一夜秋风，遍地黄叶。树木为什么要落叶？原因是阳光不足的冬天，树叶变得多余了，只有脱尽全身的叶子，减少通过叶子而散失的水分，树木才能安全过冬。冬天，天寒地冻，狂风呼啸，树根吸水本已很困难，如果树叶的蒸腾作用照常进行，等待树木的只有死亡。所以，一进入冬天，树木由枝繁叶茂、蔚然壮观的盛大状态就变成了叶落枝枯，光秃秃的衰落枯小景象，这其实也是植物在寒冷刺激下为保护自己的一种收引、应激的行为。

人也是这样，你看冬天我们出门，假如一阵冷风吹过来，我们是不是就会不自觉地缩肩弓背，然后两条手臂交叉抱在胸前，呈现出蜷缩的状态，这其实是在寒冷刺激的作用下，我们人体的筋脉就会收缩，出现上述的一些行为。当然，这是寒冷的性质所决定的，这就是我们今天要讲的寒性收引。

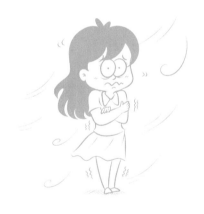

一、人体发烧的真相（寒性收引——邪郁发热）

相信大伙都有感冒的经历，感冒后往往会出现恶寒怕冷、体温升高。在《素问·热论》中说：**"今夫热病者，皆伤寒之类也。"** 所以《黄帝内经》时代的医家认为，外邪导致发热性的疾病，是和人体触冒寒邪紧密相关的。它为什么这么说？我们前面谈到人遇到寒冷刺激的一些表现，还有一个表现刚才没说,就是起鸡皮疙瘩。寒冷一刺激,人体的汗毛孔就会收缩闭起来,这是人体正常的生理反应,也是寒性收引导致的一个结果。汗孔在中医里又称为"鬼门""玄府"。因为我们用肉眼看不到汗孔,可是一热却又有汗能从皮肤上流出来,说明它又真实的存在,但是却细微幽玄不可见,所以称为"鬼门""玄府"。在我们人体里,有一种气称为"卫气",这种气走窜能力特别强,能够防御外邪的侵袭,同时也掌控着汗孔的开合,调节人体的体温。在中医学的理论内,它认为人体的皮肤、肌腠是外界致病因素侵犯人体的一条重要路径。

所以,寒邪侵犯人体时,是通过皮肤表面的汗孔进入到人体内的,人体为了保护自己,一方面在心神下达指令后,就会把自己的毛孔关闭起来保护自己,可是这种寒已经达到致病的程度了,汗孔关闭后,卫气调节汗孔开合的能力就自己做不了主了;另一方面,外面的寒邪一直存在,热胀冷缩嘛,所以它本身也会导致汗孔闭缩。卫气的功能有点像在外面巡逻的士兵,寒邪侵袭人体后,毛孔闭上了,这个卫气就会冲上去和寒邪打仗,并且人体自身会动员一切能够动员的卫气前来参战。卫气是人体阳气的一种,具有温煦的功能,这种越募集越多的卫气来到人体的肌肤来参战,就会导致肌表的温度上升,可是汗孔在寒性收引的作用下又打不开,过多的热气又散不出去,所以就导致了发烧的产生。

这一点在《素问·调经论》当中专门有一段话,它叫做"阳盛生外热,奈何?"岐伯就回答了,叫做"上焦不通利,则皮肤致密,腠理闭塞,玄府不通,卫气不得泄越,故外热。"这里所说的阳盛则外热,阳盛指的是我们的位置,阳代表我们的体表,我们体表盛,古人讲"邪气盛则实",一般来说盛、实都是指的邪气,而指我们正的时候它一般来讲用虚来代表。所以说,外盛指的是什么啊?是我们的体表有寒邪侵犯,所以称作阳盛。"则外热",外热就是我们发热了,什么原因呢?他就告诉你了,是上焦不通利。上焦我们讲,是宣发卫气的,所以我刚才说,卫气可以周流人全身,靠的是上焦来宣发。由于寒邪的侵袭导致了上焦宣发卫气不灵,卫气没那么多了,都给布散到我们体表了,还能回来吗?回不来了。因为它得在那儿一方面跟邪气打仗，另一方面猛攻，被寒所郁闭了，收引在那儿了，它回不来。所以叫做上焦不通利。而且皮肤致密，卫气的这种功能也就降低了，所以它不能够司汗孔的开合了，所以导致皮肤、腠理都被收引了、都致密了。这样卫气被郁积了，卫属于阳，因此就产生热了。

理论上讲，人体发热程度的高低与感受寒邪性质的强度呈现正相关的关系，也就是说感受的寒邪越强，人体的发热程度就越高。感邪比较轻，发烧程度可能就比较轻一些。另外还跟人的正气的强弱有关系。所以有些青壮年的小伙子、年轻人，发烧就比较猛，比较厉害，是因为他们卫气比较强，到体表的卫气比较多，发烧就比较的重，比较的盛。而老年人由于体虚，卫气没有那么多，也就是卫气的力量没那么大了，所以他的发烧可能势头就弱一些。

那么对于这样的病人应该怎么去治呢？因为它在体表，主要机理是寒所导致的收引，因此我们就应该祛寒，把收引之力去除，所以就应该用散寒解表法。通过发汗，把寒邪祛除，解除郁闭，卫气就能布散，而不聚集在体表，问题也就解决了。所以《黄帝内经》当中也讲，**"体若燔炭，汗出而散。"** 这就是说，人如果发烧，就像燃烧的炭火一样，烧得非常厉害，应该汗出而散。使用解表祛寒的方法，把寒邪去掉，解决了卫气被郁闭的情况，这烧就可以退下来了。

人体发热程度的高低与感受寒邪性质的强度呈现正相关的关系，也就是说感受的寒邪越强，人体的发热程度就越高。

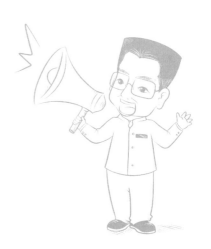

我们都有生活经验，冬天屋里暖气太热了，咱们为了调节屋里的温度，是不是就得打开窗户往外散散热才行。所以，中医治疗这种外寒引起的发热主要办法就是把人体的"窗户"——也就是汗孔打开，一方面把过多的热气往外散，另一方面把侵入人体的寒邪从打开的汗孔里逼迫出去。这就是《黄帝内经》里讲的"**体若燔炭，汗出而散**"。就是说病人发烧了，而且温度很高，是个高烧，它形容这种温度就像燃烧着的炭一样。虽然温度高，但是用发汗的治疗方法就能够解决问题。所以中医治病的理念是非常有特色的，它用药对付这种外来的致病因素但却不是杀死它，而是把这种致病因素从人体里请出去，给邪气以出路，"邪去则正安"，把邪气请出去了，人体的正气就会恢复。

说到伤寒，就不得不提东汉时期的著名医学家，被称为医圣的张仲景。

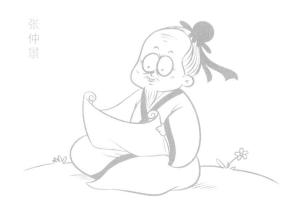

张仲景写了一本中国医学史上非常著名的《伤寒论》，它是中国医学史上的第一部临床医学著作，这本书总结了前人的医学成就和丰富的实践经验，集汉代以前医学成就之大成，并结合他自己的临床经验，系统地阐述了多种外感疾病及杂病的辨证论治，理法方药俱全，在中医发展史上具有划时代的意义和承前启后的作用，对中医学的发展做出了重要贡献。由于书名叫《伤寒论》，所以就有人说它是专门治疗感冒的医书，这其实是个错误的观念，这本书不光治疗感冒，它还治疗内伤杂病及一些其他的外感病。伤寒这个概念，其实是有广义和狭义的区别的。《黄帝内经》说的

"今夫热病者，皆伤寒之类也"，此处的伤寒就是一个广义概念的伤寒。在《黄帝内经》之后又有一本《难经》问世，它里头就说"伤寒有五，有中风，有伤寒，有湿温，有热病，有温病"。说明风邪、寒邪、湿温之邪、热邪和温邪都可以侵犯人体导致发热，这五种里头的伤寒就是一个狭义概念的伤寒，就是咱们前头讲的寒邪导致汗孔关闭引起的发烧。所以伤寒的概念是有区别的。那么我说，一部《伤寒论》，实际上解决的、阐述的并不单单是伤于寒邪的这些疾病，包含着其他外邪侵犯人体的一类疾病，这部著作是非常伟大的，告诉我们怎么能够从临床当中去辨证论治，去确定治法、治则，去组方、用药，所以我想学习中医的应该好好地学习这部《伤寒论》。

二、寒性收引——经脉拘挛

夏季是游泳的最佳时节，许多人会利用晚间、周末或假期，选择游泳这个既能降温又能锻炼身体的好运动。但有些人游泳之前没做好准备工作，直接就跳进泳池里，由于泳池内外的温差较大，跳进泳池后水比较凉，在凉水的刺激下人体不能适应，时常会出现腿抽筋的现象，每当腿部抽筋发作时，除了不能正常活动外，疼痛难以忍受，如果不能及时得到救治的话，就会出现危及生命的溺水事故。因此，在游泳时应当做好游泳前的准备工作，游泳前事先用冷水冲个凉，或者用冷水拍打四肢及整个身体，对腿部及容易发生抽筋的部位进行适当的按摩，提前适应一下温度，才不会导致抽筋的发生，避免危险的出现。抽筋也是寒性收引的一个例证，在突然遇到凉水后，在寒冷的刺激下人体的筋脉就会收缩。而肢体关节的运动，除肌肉的舒缩外，筋在肌肉、骨节之间的协同作用也是很重要的。所以《素问·痿论》中说"宗筋主束骨而利机关也"。筋在寒性收引的作用下收缩，导致了肢体、关节的功能丧失，人的游泳动作就做不完整了，就会很危险。在抽筋的同时也会伴有肢体的绞痛，这就是《素问·举痛论》里头说的"寒气客于脉外，则脉寒，脉寒则缩蜷，缩蜷则脉绌急，则外引小络，故卒然而痛"，人体受寒后，经脉在寒冷的刺激下就会蜷缩，经脉就会拘急挛缩，牵引所属的络脉，气血运行收到阻碍，不通则痛。所以就出现了抽筋，在肌肉僵硬、动作受限的同时还伴有疼痛。另外一个可以产生疼痛的，就是上一集我讲到的，分肉被分裂、被挤压以后也可以产生疼痛。这个疼痛实际上是一种牵引性的疼痛，也就是说那些小的脉络被牵引以后产生的疼痛。两个疼痛叠加在一起，因此疼痛就非常的严重了。

临床上治疗过这么一个病人，头痛，而且是剧烈的头痛，他的头痛是阵发性的，最让他害怕的是一头痛起来，头上的青筋都暴露着，有一个多月了。这个病人是个农村的，据他讲去了他们市里的人民医院去治疗，药也吃了，液也输了，就是不见好，没办法了就来看中医了。看了一下他的病例，西医怀疑他是血管痉挛性头痛。后来就问他这病是怎么得的，发作有没有什么规律。

这个病人就讲，当时他起床后正在洗头，隔壁邻居就慌慌张张地跑到他家，告诉他邻居家的老人突然晕倒了，不省人事，怕是中风，央求他开着拖拉机拉着病人去镇里的医院去看病。这个病人就简单擦了一下头，也没顾上戴帽子，就开着拖拉机拉着病人和家属奔乡卫生院去了，当时是冬天，因为和邻居关系比较好，也比较紧张，拖拉机开得非常快，当时没觉得有什么，到了晚上就不对劲了，开始头痛了，而且是越来越痛，晚上都没睡着觉，家属一看头上的青筋露着比较可怕，就要带他去医院看病。第二天早上，头又不痛了，他心里想可能没事了，就没去医院看。可到了晚上，头痛又发作了。后来就发现受凉或是晚上头痛就爱发作。

于是就先去镇里看，镇里不行去县里，县里不行去市里，没少折腾，治疗效果也不好，非常痛苦，据他家属讲得了这个病以后病人体重下降了许多，后来有大夫推荐他来看看中医。看了看他的舌头，舌淡苔薄白，脉紧。根据他描述的情况，判断是风寒侵袭头部经脉造成的，因为他这个病有时发时止的特点，具有风邪致病的特征；遇寒遇凉加重，又有寒邪致病的特点。所以就用了治疗风邪头痛的川芎茶调散为主加减来治疗，去掉了辛凉解表的薄荷，加上了辛温的麻黄和桂枝，这个病人吃了一个月的药，来了三回，自诉从吃了这个药头痛就没有犯过。这个病人，头痛发作到晚上可能就加重了，白天可能稍微好一点，有时发时止的症状，这个特点是有风。身上怕凉，而且以疼痛为主，而疼痛跟寒有密切关系。所以我们认为是一种风寒外感，邪气侵袭了他的头部，所以我们采取这样的方法治疗。

这个病的治疗除了考虑到风邪以外，主要还是受《素问·举痛论》里的："寒气客于脉外，则脉寒，脉寒则缩蜷，缩蜷则脉绌急，则外引小络，故卒然而痛"这句话的启发。"寒气客于脉外，则脉寒"，脉寒怎么样呢？脉就会缩蜷，缩蜷以后可以脉绌急，脉绌急以后可以外引小络，产生剧烈的疼痛。因此要治疗就要祛除寒邪，把使得经脉收引的这个因素给去掉也就可以了。

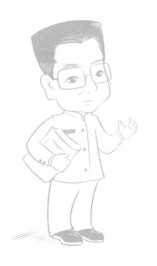

风偏动象，寒偏静象。寒邪致病伴有"疼痛"这一突出的症状。

说到这儿呢，我想起一个问题，我们前面讲风的时候也讲过经脉的病变，说经脉有拘挛、有拘急。寒主收引，也是讲这个经脉有收引、有拘急。那么二者有什么不同呢？在谈风的时候，说"诸风掉眩，皆属于肝。"经脉是拘挛的，拘急的，但是它有一个突出的特点，它是一种动象，它有动，有一个震颤、抖动。所以包括我们所说的半身不遂、书写痉挛症、小舞蹈病等，它们都不稳，一直在抖动着，有一种动象。有这种动象的就偏于风为病。所以我们叫诸风掉，掉就是震掉的意思。而且还说了眩，眩就是眩晕，眩晕还是一种运转，还是一种动象。

而寒主收引，这个收引呢，动象不明显，它不抖动、不震颤，偏于一种静象。而且同时它还伴有着一个突出的症状：疼，这是它的一个主症，而且还伴有寒冷。因为它的收引不仅可以使我们人体整个的收引，而且可以影响到我们小的脉络，使小的脉络收引，使经脉凝滞，所以产生不通的状态，不通可以产生痛。因此这是它们两个最大的区别点。

另外，如果说是由于风所导致经脉的拘急、拘挛，尤其是外风，那么可能还有一个症状需要注意，如果有爱出汗、多汗，而且怕风的表现，那么这就是风为病了。寒不仅有收引，而且还有疼痛，这样的症状可能就属于偏寒了。

我的导师王洪图先生在20世纪80年代治过这么一个病人。这个病人是内蒙古的，当时看病的时候是26岁。他说腰直不起来，腰形成的角度大概是150°。90°的时候就已经是弓上了，他是150°，基本上头快着地了。而且好几年了，他生活也不能自理。他来看病是很多人搀着他来的。

得病的原因是在年轻的时候跟一个少女比较好，两人在野外交合，结果又让人给撞上了。实际上是一个交合受惊恐，又是在外边受一些寒邪的刺激，寒邪侵犯了人体，于是就形成了这么一个病。据他讲，刚开始他还能够平躺，只是腰比较疼，说平躺的时候、腰直的时候不舒服，非得侧卧才能舒服。他家里也有热炕，平躺以后刚开始还能够平躺，不过还是侧卧比较舒服。慢慢的侧卧也疼。再慢慢的是人体就得蜷起来了，这样才能感觉到比较舒适，否则就疼得厉害。

人应该是直立的，但他现在已经弯成这样了，这实际上就是寒导致的脊柱收引的状态。在《黄帝内经》当中有这样的话：**"阳气者，精则养神，柔则养筋。"** 说**"开合不得，寒气从之，乃生大偻。"** 这个大偻就是指脊柱弯曲。原因就是寒气从之，寒气侵犯了人体，于是产生了这样的症状。这个病因已经很明确了，交合受惊恐跟谁有关系呢？恐属于肾，肾又是人体阴阳之根，肾阳可以温煦我们全身，寒气可以伤肾，恐也可以伤肾，导致了肾的阳气大虚，肾气不足。肾气不足就不能温煦我们全身，同时肾又主骨，因此肾气不足的话也不能够温煦我们的骨骼。另外，就是由于寒邪侵犯人体，寒主收引，于是产生了这样的症状。病因、病机都已明确，怎么去治呢？王洪图老师主要就用的独活寄生汤加减，也就是独活、桑寄生、秦艽、杜仲、川芎、金毛狗脊、枸杞，而且用点细辛、川芎、牛膝、乌梢蛇、路路通。这些药一方面去除寒邪，另一方面是温通肾阳，补肾壮阳。经过几次治疗以后，他再来叙述的时候，这个病人都可以慢慢直立了，他自己说都可以跳过一米五的墙头。又治过几次后，说他可以骑着自行车去县城了。

所以寒跟收引是有密切关系的，寒主收引。刚才又说了寒跟肾也有关系。在病机十九条当中说，"**诸寒收引，皆属于肾。**"因为肾是主水的。而且肾属于水脏，外界跟寒关系最密切，寒、水、肾，这是一个系统。而且外寒侵犯人体最容易伤肾。也就是我们经常所说的外寒引动内寒。

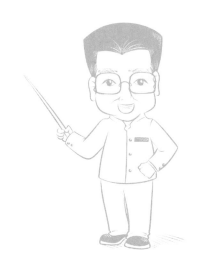

独活寄生汤
独活、桑寄生、秦艽、
杜仲、川芎、金毛狗脊、
枸杞、细辛、川芎、牛膝、
乌梢蛇、路路通等。

物理实验课说磁铁，都是同性相斥，异性相吸，这个道理大家都懂。但中国传统文化当中还强调一点，除了异性相吸以外，它还非常强调一点，叫做物以类聚，同气相求。所以你看这种现象，这一片地，如果水来了，这儿有干地、有湿地，水是先到湿地去，这就是水就湿。那个火苗一着，有湿的、有干的，火往干燥的地方，那些树枝去着，这就叫做火就燥。这还是同气相求，物以类聚。这也是《黄帝内经》当中所强调的，所以外寒也极易引动内寒，伤我们人体内在的肾脏，导致一些收引病变的产生。

破伤风大家可能都知道，是破伤风杆菌经由皮肤或黏膜伤口侵入人体，在缺氧环境下生长繁殖，产生毒素而引起肌痉挛的一种特异性感染。破伤风毒素主要侵袭神经系统中的运动神经元，因此本病以牙关紧闭、阵发性痉挛、强直性痉挛或角弓反张为临床特征。这种病在咱们中医里也有描述，只是叫法不同，中医管这种病叫"痉病"，根据身上有没有汗分为柔痉和刚痉，柔痉患者身上有汗，刚痉患者身上没汗。刚痉属于外感寒邪偏盛，这样的患者项背强直，牙关紧闭，肌肉痉挛，角弓反张，恶寒较重，发热无汗。这种病的病因中医认为是风寒侵袭，以寒为主，经脉拘急造成的。督脉在人体的经络系统里十分重要，这条经脉行于人体背部的中央，直达头顶部位，散络于头上。它有总督一身阳经的作用，六条阳经都与督脉交会于大椎穴，这个大椎穴非常好找，人一低头，用手摸后脖颈，最高的骨头下面的凹陷处就是大椎穴。督脉具有调节阳经气血的作用，所以又称它为"阳脉之海"。以寒为主的风寒邪气侵袭到督脉，导致督脉的拘急、收引和短缩，就会出现项背强直、角弓反张等症状。发热、无汗都是寒邪导致汗孔闭缩的结果。对于刚痉的治疗，要采取辛温发散、升阳舒津的治疗原则，选取葛根汤或是栝楼桂枝汤来加减治疗。其中，葛根汤是由麻黄汤去杏仁加上桂枝汤，再加上葛根合方组成的，麻黄汤和桂枝汤都是辛温发汗之剂，都是治疗风寒外袭的经典方剂。栝楼桂枝汤其实就是桂枝汤加栝楼根组成的，栝楼根我们今天叫天花粉，它与葛根都有生津的功效。治疗刚痉为什么要用生津的药物呢？你看树枝在冬天寒冷气候的摧残下变得干枯瘦小，缺少津液。中医诊病的思维方式有一个最大的特点就是取象比类，古代的医家们在观察到这种自然现象以后，认为人体的经脉就像树枝一样在寒冷的刺激下也会收引、变细变短，缺乏津液，也才会出现一系列经脉拘急的症状。所以，在刚痉治疗的时候除了发散风寒、温煦经脉以外，还要加上一些生津的药物来濡润经脉。就像养花一样，你除了让它见太阳，还要给它浇水，这样植物的枝干才会条达柔润，富有营养，花也才会开的好看。

第十一集

十病有九寒

　　在中国传统的二十四孝故事中，有这样一个卧冰求鲤的故事。是说晋朝的王祥，早年丧母，继母朱氏并不慈爱，常在其父面前数说王祥的是非，因而失去父亲之疼爱。一年冬天，继母朱氏生病想吃鲤鱼，但因天寒河水冰冻，无法捕捉，王祥便赤身卧于冰上，忽然间冰化开，从裂缝处跃出两尾鲤鱼，王祥喜极，持归供奉继母。他的举动，在十里乡村传为佳话。人们都称赞王祥是人间少有的孝子。有诗颂曰：继母人间有，王祥天下无；至今河水上，留得卧冰模。之所以王郎卧冰的举动让人们感慨，是因为，在寒冷的冬天，赤身卧于冰上，对人的身体伤害很大，绝非一般常人能够承受。那么这种寒冷到底会产生什么样的伤害呢？

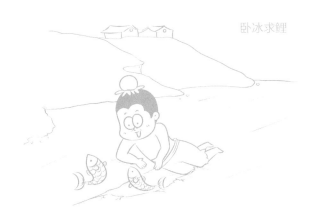
卧冰求鲤

在2015年，有一部国外影片叫《绝命海拔》上映，这部电影是根据事实改编的，里面讲述了两队登山队员攀登珠穆朗玛峰的故事。不幸的是他们在登山过程中遭遇了特大风暴，在这场灾难中，8位登山者不幸丧生，其中，有几位运动员是由于体温过低造成的。在这种登山的极限运动中，体温过低对登山运动员是一种致命的影响。当人体在低温环境暴露时间不长时，能依靠人体自身的温度调节系统，使人体深部温度保持稳定。但暴露时间较长时，中心体温逐渐降低，就会出现一系列的低温症状：出现呼吸和心率加快，颤抖等，接着出现头痛等不适反应。当中心体温降到30~33℃时，肌肉由颤抖变为僵直，失去产热的作用，将会发生死亡。在这部影片中，还描绘了有人因为体温过低到极点时，人体体温调节系统功能紊乱，人反而会感到燥热的幻觉，将自己的衣服脱去，但很快就会死去。

一、阳气的重要性

在《黄帝内经》时代，古代医家十分重视阳气的作用，比如它说："阳气者，若天与日，失其所则折寿而不彰，故天运当以日光明。"《素问·生气通天论》是说人体的阳气就像天上的太阳一样，假如阳气不足就像天上没有太阳一样会折损寿命。在明代有位著名的医学家张景岳也说过类似的话，他说："天之大宝，只此一丸红日；人之大宝，只此一息真阳。"他进一步强调了阳气在人体生命活动过程中的重要性，如果人体的阳气受损，它的温煦、推动、兴奋、防御等诸多功能就会减退，引发各种疾病产生，减少人的寿命。在《绝命海拔》这部影片中，那些因为体温过低而死亡的登山队员就是因为阳气被寒邪耗损乃至枯竭导致的。

那么阳气有什么功能呢？在《黄帝内经》当中又有这样的语言，叫做**"阳气者，精则养神，柔则养筋。"**有人这样去理解这句话，说是一个倒装句，说阳气养我们的神，神就是我们的神志，人就会聪明、聪慧，养我们的筋脉，我们的筋脉就会柔和，所以当阳气出现问题的时候，我们的思维可能就会产生异常。因此我刚才也说了，阳气衰竭的时候，人可能就会有一个假象出来了，幻觉出来了，本来挺冷的了，他反而感觉到燥热了，这也就是中医所讲的叫做浮阳外越，也就是有的时候我们讲，说这人平常特别衰弱，到临死之前突然能吃、能喝还能够下床了，有点回光返照了。而阳气养筋呢，就可以使筋脉柔和，使筋脉能够正常的行使它的功能，如果阳气失聪的话，阳气功能减弱的话，我们筋脉也会变得僵直，不太柔和了。

那么这个阳跟阴到底是一个什么样的关系呢？古人认为，在人体当中，阴和阳是相互矛盾、相互制约的关系，也就是说二者性质是相反的，是对立的。比如说阳具有温煦的作用，还有兴奋的作用，还有推动脏腑功能亢进的作用，所以包括我们的精神状态、思维，如果它是正常的，是兴奋的这就是阳在发挥作用。而阴是与它相反的，具有寒的、冷的、向下的、向里的这种衰退的、沉静的特征的就属于阴。

阴和阳是相互矛盾、相互制约的关系。阳具有温煦的作用，还有兴奋的作用，还有推动脏腑功能亢进的作用。

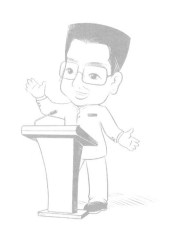

　　但是阴和阳这一对矛盾，也是万事万物之所以存在的一个前提。古人讲，整个的万世万物当中，阴和阳是一对主要矛盾。《黄帝内经》当中也讲，叫"**阴阳者，天地之道也。**"只有二者相互制约，才能够形成事物。我们自然界也是一样，有白天就有黑夜，有晴空万里，也有阴雨绵绵。这都是同时存在的。我们人体也是一样，有男人，男人属于阳，也同时存在着女人，女人属于阴。人体晚上需要睡眠，需要休息，而反过来，白天就要去活动，就要去思维。

　　所以我们讲，相反相成才能成就事物，这是一对矛盾。地球也是一样，一个南极一个北极，这个磁性是截然相反的。但是二者共存于这个地球当中。这二者是相反相成的，但是二者应该是和谐的。只有和谐，我们的生命才能够正常的存在，才能形成我们现在的一个稳态。二者不能太过，也不能不及，所以《黄帝内经》当中也有这样的语言，叫做"阴平阳秘，精神乃治。"平就是平和的意思，二者协调。秘是指阳气密布于外，使阴精不耗泄于外，也就是指阴阳二者应该协调，应该统一。在正常情况下，健康的人体保持一种"阴平阳秘"的状态，这种状态倒不是说阴阳的绝对平衡，但是阴阳的关系非常和谐，这样人体就能保持健康。

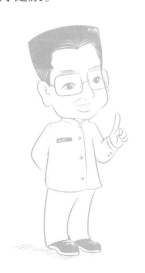

阴阳者，天地之道也。
阴平阳秘，精神乃治。

寒为阴邪，它侵犯人体后就会打破阴阳的和谐关系，阴寒之气太盛就会导致阳气发挥温煦功能去温散寒气。这有点像我们冬天生火取暖，想让屋里暖和，你得舍得炭火，炭火足了屋里的温度才会舒适，要想达到这种取暖的目的就得耗费炭火。所以，当寒邪侵袭人体时，人体为了调节阴阳的和谐就会不断地调动人体的阳气去温散寒邪，时间长了就会耗损人体的阳气。因为人体的阳气是有限的，如果暴露在寒冷的环境中太长，终究会将人体的阳气耗损至衰竭而导致人的死亡。那种因为体温过低到极点，反而会产生燥热的幻觉，在中医里称为"浮阳外越"，这种热是一种惑乱人们判断的假象，一种错觉，它的本质上还是寒邪太盛造成的。这种情况下的燥热是虚阳外越、油尽灯枯时的回光返照现象，也是阴阳离决的一种危象，预示病人很快就会离世，是预后非常差的一种现象，这也是影片中的人物很快死亡的原因。

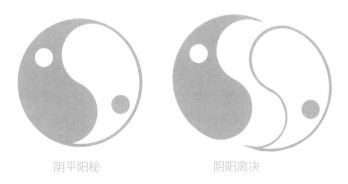

阴平阳秘　　　　　　　　阴阳离决

另外一个方面，说阴盛了，它不仅消耗阳气，而且正如之前所提到的，阴还有主凝滞、主收引的作用，也就是阴寒太盛又会使阳气不能够正常的布散到我们全身，它可以使阳气郁闭、不行。那么阳气被郁闭，不行了，这个阳气就不能再正常发挥它的作用了。所以这是阴盛消耗阳气的另外一个作用。阳气或者是被消耗了，或者是郁闭、不行了，阳气的功能不能发挥作用了，所以阳气的温煦的力量也就减弱了。因此，人也就感到越来越冷了。

二、寒为阴邪，损伤阳气

我们现在知道了寒邪除了有凝滞和收引的特点外，它还具有一个重要的特征，就是前面我们提到的，寒为阴邪，易伤阳气。存在于外界的寒，是如何转化为人体的阴的？像《吕氏春秋》里头说的："类固相召，气同则合，声比则应。鼓宫而宫动，鼓角而角动。平地注水，水流湿；均薪施火，火就燥。"意思就是同类事物互相感召，同气的事物常常聚合在一起，声音相同的就互相响应。敲击宫音，与宫音同类的就随之振动；敲击角音，与角音同类的就随之振动。在同样平的地面上注水，水先向潮湿的地方流；在铺放均匀的柴草上点火，火先向干燥的地方燃烧。所以你看古代的更夫在打更的时候他告诉你天干物燥，小心火烛，他从来不去说，天阴下雨，小心火烛。因为大家有这个经验，说天阴有湿时，这火就不容易着起来，而这个燥的时候，物干的时候，火就容易着起来。这也就是中国古人所讲的，也是我们《黄帝内经》当中所讲的，叫做物以类聚，同气相应，同气相求。也就是说，性质相同的，相似的这些东西可以聚集在一起，二者有一个结合的动力。所以，当自然界天气寒冷的时候，这些寒冷的因素，也就是寒邪，侵犯人体以后，它就很自然的、很容易的同我们人体阴结合在一起，使我们人体当中这种阴的成分加大了。阴的成分加大以后，这也就是所谓的阴盛了，阴盛了就会去伤害我们的阳气。

阴与阳二者是对立的，从阴阳对立制约的关系上来说，阳气本来是可以制约阴寒的，但人体如果阴寒偏盛，那阳气不仅不足以驱除寒邪，反而被阴寒所欺侮，所以《黄帝内经》称其为"阴胜则寒"，"阴胜则阳病"。同样，如果人体内的阳气不足，那么寒邪也会显现出旺盛的状况，产生阳虚则阴胜的现象。所以寒邪最易损伤人体阳气。阳气受损以后，它的温煦功能就不能够正常发挥，这就会造成人体全身或局部出现明显的寒象。而寒邪根据来源的不同又分为来自自然界的外寒与人体本身所产生的内寒。

（一）外寒损伤阳气

在中医的术语里，自然界这种属于寒的致病因素根据侵犯人体部位的不同又有不同的叫法。如果是寒邪侵犯人体的肌表，就会出现恶寒、发热、无汗等类似感冒的症状，这种中医称之为"伤寒"。如果是寒邪较重，直中于里，直接损伤脏腑的阳气，就称之为"中寒"。

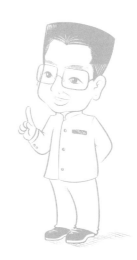

寒邪除了有凝滞和收引的特点外，还有一个特点就是寒为阴邪，易伤阳气。

"伤寒"比较好理解了，前面我们讲寒性收引的时候也提到了，人体的汗孔在受到寒邪侵袭后就会闭锁，正邪交争，阳气散发不出去就会出现发热。我们都有体会，在发烧的时候人往往是怕冷的，较为严重一点的还会打哆嗦，这种畏寒、怕冷实际上就是寒邪侵入到人体后，人体的阳气趋于肌表温散寒邪，温散寒邪就有消耗，造成相对阴寒来说阳气的相对不足，就会产生这种畏寒、怕冷。典型的"伤寒"患者身上是没有汗的，为什么？就是因为在寒性收引的作用下汗孔闭上了，闭上了你还怎么出汗？这个时候可以用点发汗的药物。所以大家很多人都有经验啊，说感冒以后，人体畏寒以后，可以喝点姜糖水。你看那个姜糖水的姜就有升散、发散的作用，它一发散，把外表这寒邪就给散出去了，去掉了寒邪。另一方面，通过这个发散使我们被郁闭的阳气畅通起来。这样一来，你看看，寒邪也没了，被郁闭的阳气也通畅了，这个病可能就有效果了，就可能好了。那有人说，你怎么能够看到这个寒散了，阳气通畅了呢？有一个标志，叫做汗出。用药以后，如果这人出汗了，说明阳气开始宣通起来了。因为我们都知道什么叫汗啊？是阳加之于阴谓之汗。所以我们治疗寒邪外感的疾病往往都用一些发汗之品，我们中医称为解表之品，如麻黄、荆芥、防风、生姜，都可以去运用。

谈到表证有汗无汗的问题，咱们还得提风。实际上，表证里头风和寒常常是相互夹杂致病的。如果以寒为主就称为"伤寒"，它的表现就是除了恶寒发热等表证常见症状以外，它还有无汗，就是身上没有汗，这个机理咱们已经说过了；如果是以风为主导的，我们就称为"中风"，请注意，这里说的"中风"和我们平常听到的由于脑血管意外所造成的"中风"是不一样的，脑血管意外造成的"中风"包括脑出血和脑栓塞，轻者会留下半身不遂的后遗症，重者会导致死亡。它和咱们这里要说的中风完全是两个概念。

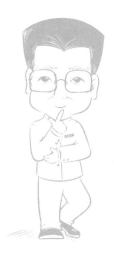

阳加之于阴谓之汗。治疗寒邪外感的疾病往往用发汗之品，如麻黄、荆芥、防风、生姜等。

咱们这里说的"中风"，是以风邪为主导的风寒邪气侵袭肌表所导致的包括感冒在内的表证，这种表证恶寒的程度比"伤寒"要轻一些，它也会出现发热，但是它与"伤寒"所造成的表证最大的区别就是患者身上有汗，为什么？因为它是以风为主导，风为阳邪，其性开泄，它刚好与寒邪相反，会导致人体的汗孔张开，并使人体的津液通过汗孔外泄，造成出汗的症状。既然我们知道了"伤寒"与"中风"是风寒之邪主导地位的不同造成的，所以在治疗上它们也是有区别的。"伤寒"要发汗解表，代表方剂是麻黄汤；而"中风"却要解肌疏风，代表方剂是桂枝汤。

　　"中寒"与"伤寒"是有区别的，"中寒"是寒邪侵犯人体后，不经过表证阶段，而是直接侵犯脏腑，损伤脏腑的阳气而出现各种寒性病症。在《黄帝内经》里提到："春夏养阳"，很多人不理解，说夏天天气那么热，正是自然界阳气旺盛的时候，天人相应，人体也应该阳气旺盛啊，可为什么夏天反而要养阳呢？夏季是阳气旺盛的季节，这是无可厚非的，人体在夏季按道理讲也是阳气旺盛的。可是夏天天一热，人体为了调节体温就会出汗，一出汗阳气就会随汗外泄，这时候在里的阳气就会变得相对的不足，再加上夏季人们为了消暑解热，会吃一些寒凉性质的食物来降温，更会使里阳不足，所以《黄帝内经》主张"春夏养阳"。你看老百姓不是也有句话吗，叫"冬吃萝卜夏吃姜，不劳大夫开药方"，夏天的时候吃点姜，姜是温热性质的，具有温中散寒的作用，夏天吃它可以补一补人体里面的阳气，会防止产生由于中阳不足产生的呕吐、泄泻等一些寒性病症。

　　临床上有一个现象，就是急性胃肠炎在夏季高发。原因就是有些人在夏季的时候为了消暑，就毫无忌惮的吃很多冰激凌、雪糕，喝冷饮或是睡觉时把空调开得温度太低，腹部受凉等，如果度没有把握好，凉的吃太多，就会导致胃痛、腹痛、腹泻等疾病的产生。这就属于"中寒"，由于贪凉饮冷直接损伤了脾胃的阳气，导致脾胃运化失常，脾不能升清，胃不能降浊，升降紊乱，就会产生一些上吐下泻、腹痛、胃痛等消化系统的疾病。因此，在夏季的时候要注意固护自己的中阳，不要过度的贪凉饮冷，否则就会导致疾病的产生。当然，"中寒"不仅仅会导致脾胃的问题，如果侵犯肺脾，则宣肃运化失职，表现为咳嗽喘促，痰液清稀或水肿；寒伤脾肾，则温运气化失职，表现为畏寒肢冷、腰脊冷痛、尿清便溏、水肿等。

（二）内寒亦伤阳

我们讲了外寒侵犯人体后所导致的一些危害，其实人体自身如果阳气不足了，温煦功能就会下降，阳不能制阴了，也会出现一些寒性的病症。实际上寒跟阴的关系，阴跟阳的关系，在人体当中还有一种情况，也就是说人体并没有感受到这种寒邪，而人体当中也出现了全身怕冷，手脚冰凉的症状，这也就是我们所说的内寒。内寒的产生实际上主要原因就是阳气不能够制约阴了，阴胜则寒。《黄帝内经》当中所言，阳虚可以产生阴盛，或者是寒。这就是阳不制阴，产生寒的一些表现。

有一个病人自述胸特别闷，而且还疼，连带这个脖子、肩膀还有后背都觉得又凉又疼。舌淡紫，唇紫，白苔，脉沉细。在《金匮要略》当中，把这类病就称作阳微阴弦。阳微就是指我们的人体的阳气少了。弦，弦是盛大，也就是阴偏盛一点，这就是所谓的阳气虚了，阴寒偏盛了。也有人把阳微阴弦解释成我们的寸口脉，说寸脉是微的，尺脉是偏盛的。寸属于心，心阳不敷。尺偏属于我们下焦，下焦阴盛。总体来说是一种阳气不足，阴寒偏盛，所以阴寒阻滞了胸阳，导致胸闷，气短，而且寒盛，寒主凝滞，主收引，所以胸疼，牵引着我们的肩背而疼。治疗采用温阳散寒的方法。也就是说一方面去补充他的阳，改善他的阳虚，另一方面祛除他的阴盛。如果不是受外界的阴寒所导致的寒称作内寒。

另外还有一些病人，告诉你他的手脚冰凉，一年四季都暖不过来。即使夏天天气挺热，他还是感觉到脚特别凉。这在《黄帝内经》当中称作寒厥。厥是上逆的意思，寒厥，寒就是冷，也就是从我们脚往上都感觉到寒冷，称作寒厥。原因和机理在《黄帝内经》当中也说了，叫做"**阳衰于下则为寒厥。**"也就是说阳虚不能温煦人体，导致了阴偏盛，所以感觉肢体冰凉。对于这样的病人我们常常使用四逆汤加减去治疗。比如附子、桂枝、当归、干姜等，用点这类的药物去进行治疗。另一方面，我们还可以用一些祛除寒湿之品去治疗。

内寒产生的原因就是由于阳虚不制阴所导致的阴盛。这个阳虚并不是由于外界气候寒冷所导致的。实际上，阳虚的产生跟人的生活习惯有密切关系。阳气温煦着人体，对我们的日常活动起着重要的保障作用，包括精神、意识思维的正常运转，它都在起作用。

假如把人体比作银行，阳气就是我们使用的货币。如果饮食失宜或生活方式不当，今天透支一点，明天透支一点，日积月累，或是突然透支太多，银行就不干了。当阳气不断被透支时，身体就会告诉你哪儿不舒服了，腰疼、背疼、落枕等，都是身体在提醒我们：阳气不足了，货币透支了。所以对待阳气也要像理财那样，需要开源节流。

现代人熬夜是个大问题，尤其是年轻人，上网、看电视剧、打游戏、刷微博、微信等，都成了人们晚睡的理由，也有人有时候为了工作不得不晚上加班，还有些人熬夜已经成为了习惯，就是不按时作息，这是很不好的行为。中医强调天人相应，人生于天地之间，当与天地合德，行为应当顺从自然变化规律。《素问·生气通天论》中说："故阳气者，一日而主外，平旦人气生，日中而阳气隆，日西而阳气已虚，气门乃闭。"从早晨开始，阳气渐长，中午的时候阳气最盛，下午开始阳气就逐渐衰弱了。所以人应该在白天阳气主事的时候工作，等到天黑了，自然界的阳气开始慢慢的潜藏起来，人就应该睡觉休息。

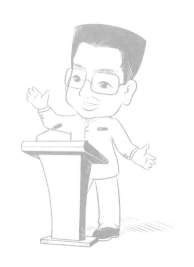

内寒而伤阳，饮食失宜、生活方式不当，身体透支，容易损伤人体的阳气。

相信大家都知道，中医主张睡子午觉，这里的子时相当于夜间的11点到凌晨1点之间，这个时候是阴气最盛但同时阳气渐长的时候，这个时间休息的话有助于阳气的生长。如果熬夜，阳气该长的时候就长不起来了，长时间的熬夜就会损伤人体的阳气。熬夜的人可以注意一下，如果头天熬夜，人的舌苔就会变得厚腻，这就是伤阳的一种表现。为什么会这样？因为一熬夜，阳气得不到休息与恢复，阳气该长的长不起来，阳气就会变得不足，阳气不足了其化气的功能就会下降，会影响人体的水液代谢、消化水谷，水液代谢障碍就会产生水湿邪气，同时也不能够很好的消化水谷了，这个时候导致水液、水湿可能要内停，水谷不能够被消化，可能会聚集起来，因此反映在舌苔上就是一种白腻舌苔。所以这样的人熬夜以后你看看，食欲也不是特好，这都是伤阳气的表现。

另外，熬夜的人或是睡眠不足的人还会眼睑以及脸面浮肿，这种浮肿就是阳气不足，化气行水的功能下降后造成的。这些是轻的，如果长时间的熬夜，阳气耗损较为严重，还会产生更为严重的一些疾病。所以，一定要按时作息，保证睡眠，以保养人体的阳气，这对养生非常的重要。

人体内寒的产生，有一个重要原因就是贪凉饮冷。现代一些人受西方的影响嗜食生冷，由于冰箱的普及，人们为求刺激口腔好食冰冻食品，尤其是年轻人群更是这样，喝冷饮之风流行，哪怕是冬季的时候，你都能看见一些人在大街上边走边吃冰棍，这些都会严重损害脾胃阳气，尤其在夏季，我们都说夏天阳气旺嘛，实际上夏天阳气旺都是旺在哪儿啊？旺在我们的表面，我们讲是阳气外浮。阳气外浮以后，里边的阳气、肠胃的阳气却有些不足了。所以你看，我说这么一个现象，东南方的天气比较热，但东南方的人为什么喜欢煲汤的时候要搁点参啊，搁点黄芪啊，甚至还有人愿意吃鹿茸啊这类的阳品呢？天气本来就热，他还要吃一些阳品，难道他不上火吗？这些人反而不太上火，原因就是夏天阳气浮越在外，但是里边的阳气却显得不足。因此这个时候我们还是要注意少吃些冷品，不要去伤害本来就已经弱小的阳气。夏季的时候更应该注意饮食清淡、温食热饮，否则损伤人体的阳气，会造成一些慢性病的产生。

另外，现在的生活条件好了，空调已经非常普及了，在夏天的时候室内外的温差较大，室外活动时容易出汗，汗孔是开着的，门户大开，此时如果立即进入温度较低的空调房间里，风寒之邪就会如入无人之境，直接侵入肌肤、筋脉、骨节等，若寒气得不到及时排出，更会侵犯六腑五脏，耗损脏腑阳气，产生各种病症。

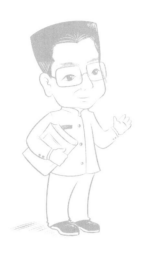

人体内寒的产生，一个重要原因就是食凉饮冷。

夏季应饮食清淡，温食热饮，保护人体阳气。

在临床上遇到过这么一个病例，一个小男孩，十三岁，得了流感，发烧、怕冷、嗓子疼得厉害，就去当地的医院看病，检查完就开始输液，输了大量的抗生素，感冒好了，可是又出现了新问题，腹痛，呕吐，拉肚子，还吃不下去饭，就来国医堂看中医。一看这个小孩的舌苔，白腻苔，非常厚，脉细，手脚凉。问了发病的经过后，认为是由于抗生素应用过度造成的中阳不足，寒湿内侵，就用温中祛寒的四逆汤加上一些祛寒湿的药治疗，效果很满意。

现在还好些了，前些年咱们国家的抗生素滥用是个很大的问题，抗生素给病人输进去以后，如果量太大或是长时间的应用，会造成患者出现白腻苔，并有一些寒湿内阻的症状。所以，就有中医的学者根据临床观察到的这种现象总结出抗生素是属于寒性的药物，如果滥用或是应用不当，有损伤人体阳气的危害。这个病例中的小男孩就是这样，在应用抗生素过量后损伤了脾胃的阳气，造成了腹痛腹泻、呕吐、饮食失常的症状。脾主四肢，脾阳受损后，其温煦四肢的功能下降就出现了手脚发凉的症状。所以，抗生素滥用或应用不当也是损伤人体阳气的一个因素。

另外，像房劳过度、月子里调摄失宜、运动不当等都是阳气耗损的原因。应该说外寒和内寒是互为因果的，外寒如果祛除不及时就会内侵脏腑，损耗脏腑的阳气造成内寒；人体内在的阳气不足，又会导致人体容易遭受外寒的侵袭。

三、养护

说夏天易患空调病，夏天天气热了，人们就不愿意到户外活动了，就要吹空调，空调本身就是一种外寒，长期在空调房间里待着就可以出现食欲减退，手脚发凉，甚至恶心等一系列阳气被伤的症状，这也就是外寒招引内寒，引动内寒发病。无论是从外而侵袭人体的寒邪，还是由于人体阳不足，而导致的内生寒邪，都可以给人体带来很多伤害，而且往往会互为因果。那么在日常生活中，我们应当怎样养护呢？首先，对于外寒需要注意避忌、保暖。比如遇到突发天气情况注意适当添加衣物，不吃冷凉的食物，不用凉水洗澡，不居处在冷凉的环境中，平时注意保暖；对于由内而生的寒邪，则应当注意要养成良好的生活习惯，建立健康的生活方式，远离损耗人体阳气的行为，固护自身的阳气，这样才能达到养生的目的。

第十二集
猛烈的寒

　　1804年，拿破仑建立法兰西第一帝国。他在击败欧洲第五次"反法同盟"后，几乎占领和控制了除英、俄外的整个欧洲。为了称霸欧洲，拿破仑决定攻打俄国。1812年6月22日晚，拿破仑率六十万大军偷渡尼罗河向俄国进攻。鲍罗基诺战役后，俄军统帅库图佐夫指挥撤退，回避决战，将拿破仑越来越深地引进腹地。9月14日，法军占领莫斯科，但只是座空城。当天夜里，莫斯科又起了大火，连烧了五昼夜，并且沙皇成功地诱使拿破仑举行了政治谈判，从而使法军丧失了六星期的宝贵时间，一直拖到严冬降临，俄国才拒绝求和。法军据守空城，既无粮草又无给养，严寒袭击，患病者众多，死亡累累，被迫撤退。一路上又遭到俄军和人民游击队的袭击，返回尼罗河的法军只剩下两万人，拿破仑独自坐雪橇狼狈地逃回巴黎。其实法国军队实力骤减，主要是因为非战斗减员。很多军人都生了疾病。什么病呢？就是因为寒冷而发生的冻疮！

　　其实，冻疮的发生，就是因为寒冷具有凝滞的特性，其性收引，寒为阴邪、易伤阳气，寒邪的这些致病特点会导致人产生一些相应的病症。

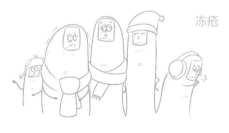
冻疮

一、寒邪导致的具体病症

（一）疼痛

《黄帝内经》对疼痛有专篇论述，对多种疼痛的原因进行了解释。总的来说，《素问·举痛论》认为："经脉流行不止，环周不休，寒气入经而稽迟，泣而不行，客于脉外则血少，客于脉中则气不通，故卒然而痛。"《素问·痹论》云："痛者寒气多也，有寒故痛也"。这两句话是《黄帝内经》解释疼痛病因病机的总纲领。它在肯定人体经脉、气血"流行不止，环周不休"生理状态的前提下，突出了"寒邪"是导致疼痛的重要原因。

一是因为寒邪有凝滞、收引的特性，所以人体感寒后会因为寒邪收引之性而引起"缩蜷"或"拘急挛缩"而作痛，这在前面我们提到过游泳抽筋的问题，就是这个寒邪特性引起来的。经脉本来是畅通的，受寒后开始缩。脉一缩就会导致脉绌急。绌急就是痉挛、拘急的意思。脉一痉挛、拘急就引得外在的这些小的经络、小的络脉也发生拘急。发生拘急以后，小的络脉就牵引着产生了疼痛，所以我们也可以叫做脉缩蜷收引，或者叫牵引而痛；其实古人认识这个疼的机理不单单是说血不通才疼。津液不通也能疼。比如《黄帝内经》当中也说过，说寒气客于分肉以后，造成我们的津液运行障碍，它称作"聚沫则为痛"。这个沫就是一种稀痰，也就是我们一些津液，造成津液不布散了，不布散就聚集在这儿，聚集在这儿就会挤压分肉，一挤压分肉，分肉就裂开了，本来在这块儿它就被挤了，被挤以后就会牵引小的脉络，产生疼痛。所以我们把这种疼痛机理叫做缩蜷、收引或者是牵引而痛。

二是气血因寒性凝滞的特性导致经脉内的气血运行不畅或郁阻不通而引起的疼痛。寒性凝滞，经脉在寒邪侵袭的情况下，它里头运行的气血就会凝滞住，就像水在冬天结冰一样，那样就运行不了了，轻一点的会运行缓慢，重一些的就会形成瘀血，经脉气血运行受阻，不通则痛，就会导致疼痛的产生。

三是寒邪属阴，易伤阳气。在《素问·调经论》中说："血气者，喜温而恶寒，寒则泣不能流，温则消而去之"，人体遭受寒邪侵袭后，阳气受损，温煦功能下降，有悖于血气"喜温恶寒"的特性而出现血气流通不畅的病理而导致疼痛。相信很多人有体会，人在患感冒的时候，尤其是属于伤寒表实证的感冒，在发热恶寒的同时往往会有身体疼痛，这个疼痛很难受，头疼，后颈部疼痛，腰背疼痛等，非常不舒服，这个疼痛就是寒邪侵袭人体太阳经脉后，损伤了太阳经的阳气，阳气不足，太阳本经失于温煦，经脉内的气血运行不畅导致的。

四是原文中所说的"血少"，是指经脉因寒"缩蜷"或"拘挛"，甚至是经脉形成瘀血后,血脉外周气血灌注不足导致的"不荣则痛"。这是《黄帝内经》对疼痛内涵及其相关内容最基本的认识。

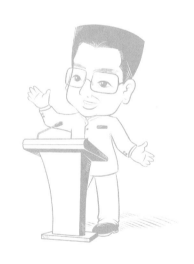

疼痛主要由寒邪引起，机理为由痉挛、收缩造成的牵引疼痛，还可以是不通则痛，还可以造成不荣则痛。

疼痛主要是由寒引起的，而机理可以是由痉挛、收缩造成的牵引疼痛，还可以是不通则痛，还可以造成不荣则痛。因为这个经脉里边的气血一直是在流行不止，环周不休，在人体一直是在运动着的，是在流行当中的。而这个气血为什么能流呢？它是由于阳气的推动。所以《黄帝内经》认为气血之所以能够流动，是因为它是喜阳气的。在原文中称为血气者喜温而恶寒，血气是喜温的、喜阳的，而不喜欢那种寒的东西。所以如果说是有寒的话，就会泣而不行。如果有寒的话，就会互结在一起，产生凝滞了，因此如果是用温的方法，温则"消而去之"，如果你用温热的方法，那些寒就可以去掉，气血就可以流通了。流通了，人自然就不疼了。所以由此我们也得出了中医治疗疼痛的两条原则：就是说祛除寒邪。第二个，阳气不足导致不通，造成凝滞，所以在治疗疼痛的时候就要注意，理气活血来治疗疼痛。那就是说既要祛除寒邪，还要理气、通阳、活血来治疗疼痛。

你看我们讲太阳伤寒，说是人感冒了，寒邪侵犯人体，感冒以后导致头项痛、腰脊强，也就是说头和这脖子又疼又发僵，身体也发僵，这个时候怎么治疗呢？它无外乎就用辛温发表的方法，用点麻黄，用点桂枝，用点白芍，发发汗，汗一出，寒就给去掉了。一出汗，一发散，气血就能够流通了。所以用点这方面的药我们身体疼痛也就给解决了。这是寒导致人的疾病当中一个最主要的表现——疼痛。

（二）怕冷

阳气对于生命健康的重要作用，首先表现在它的温养作用。阳气就跟太阳一样，太阳出来暖洋洋的，人有阳气身体也才能暖暖活活的。看看自然界，春天夏天，日照充足，气候温热，动物植物就活动能力强、生长迅速，但到了秋冬，天寒地冻，万事万物也就萧条萎靡，植物就枯枝败叶，动物就潜伏冬眠。人也是一样，《黄帝内经》将阳气这种温养功能高度地概括为"若天与日，失其所则折寿而不彰"，"精则养神，柔则养筋"，人需要有充沛的阳气才能够精神饱满、充满活力、身手敏捷、身体强壮。除了阳虚体质导致比正常人怕冷外，有些人是遭受寒邪侵袭后，没能够及时得到治疗或者是治疗失当，这种寒邪就慢慢地往里传变，传到脏腑就会损伤相应脏腑的阳气，脏腑的阳气不足了，尤其是肾阳不足了，温煦能力下降了，就像冬天太阳被乌云遮住了，人就会产生怕冷的症状。

临床上我们就遇到过这样的病人，当时是夏天，天气很热，诊室里开着空调。这个病人是个女性，四十岁，一进来就要求把空调关了，当时的着装把大伙都惊呆了，大夏天的这个女患者穿着棉裤，这还不算，还用褥子围着下半身。坐下后这病人就说："大夫，我怕冷，尤其是下半身怕冷，得病都好些年了，越来越怕冷，冷起来都感觉是从骨头里往外冒凉气"。问她从什么时候得的，这病人说是冬天生了孩子后月子里洗衣服沾了凉水，刚开始没有这么重，就是手脚凉，也看了许多大夫，可是没什么效果，今年过完年以后又受了凉，病情越来越重，冬天都不敢出门，到夏天了也不见缓解。一看这个病人的舌象舌质淡嫩，舌苔水津津的，脉象沉细。考虑到这个病人是月子里得的病，女性在生产后血是不足的，又遭受凉水的刺激，受寒了，这不就是《伤寒论》里说的"内有久寒"吗？又是产后得的病，属于血虚寒厥，就用了张仲景的当归四逆加吴茱萸生姜汤给这个病人治疗，一直用这个方子加减给患者调了半年，效果比较满意。

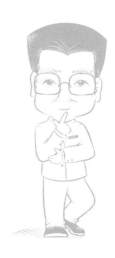

气为血之帅，血为气之母。
妇女产后主张用生化汤调理身体。

这个病案非常典型，女性生产时会导致失血，中医认为"气为血之帅，血为气之母"，气和血的关系非常密切。出血不单单会导致血液不足，气随血出，同时也会造成气的损伤。所以古代医家在妇女产后主张用生化汤调理产妇的身体，包括现在这个方子在产妇人群当中还是比较受欢迎得。生化汤里除了养血活血的药以外，还用了炮姜，这个炮姜就是拿我们平时食用的生姜做成的，生姜经过晒干后就称为干姜，把干姜放到锅里与热砂子同炒，称为砂烫，亦叫烫法，烫至干姜表皮鼓起，表面呈棕褐色时就成了炮姜。炮姜的性味是辛热的，具有温经助阳的功效。在被称为产后第一方的生化汤里用炮姜，就是考虑到产后既伤血、又伤阳气的问题。所以，这个病人产后血虚、阳气不足，又感受了寒邪，而且没有得到及时、恰当的治疗，就形成了沉寒痼冷，血虚寒厥的病机。因此，用当归四逆加吴茱萸生姜汤给病人养血通络，温阳散寒，她的这个怕冷的问题就能够得到解决了。

我们讲，因为是产后，血少了，气也就跟着跑了，阳气也就少了，而我上集也谈过阳气对人体的一大作用，叫做"阳气者若天与日"，它像我们自然界当中的太阳一样，你想想这个太阳有什么作用？太阳升起来了，天气暖和和的，人身体也暖洋洋的。所以你看一到夏天，阳光日照充足，万物都欣欣向荣，草也绿了，动物也开始撒欢式的跑了。一到冬天，你看那个树枝、树叶也枯了，动物也冬眠了，我们人也一样，人都愿意在有暖气的房子里待着，不愿意出门了，一出门都裹着一个大衣，还得缩着身子，才能出去。这就是在说阳气的温煦功能减弱了。

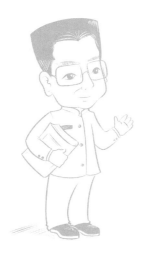

精则养神，柔则养筋。

阳气充沛，人的精神状态才好，人的活动才有力量。

所以我们讲，人需要阳气充沛，阳气足，人的精神状态才好，人才兴奋，人活动才有力量，才能敏捷。这也正是咱们所说的"精则养神，柔则养筋。"所以阳气一虚弱的话，人的整体状态都下降了，人也怕冷，身上哪儿都不舒服，而且也乏力，也懒得动，不愿意干活，老愿意坐着，或者是躺着，人的思维也不是很敏捷了，人体的各个脏腑的机能都有点衰退了。所以我说，阳气不足，或者说寒邪侵犯人体，就会导致人体的怕冷，各项机能减退，这是我们今天谈的第二个表现。

（三）水肿

水肿，是指在致病因素作用下，水液输布失常，导致水液潴留，泛溢肌肤，出现头面、眼睑、四肢乃至全身浮肿一类病症。《黄帝内经》有关水肿的论述有三十余篇，内容涉及水肿的名称、分类、发生、病症特点、类证鉴别和治疗、护理等，论述颇为丰富，构建了中医水肿病的系统理论框架，尤其是对水肿形成病因病机的阐发，为后世对水肿病的理论研究和临床运用奠定了基础，具有十分重要的指导意义。在《黄帝内经》关于水肿的论述中，它认为寒邪是导致人体发生水肿的一个重要因素。例如在《素问·至真要大论》中说："**诸病水液，澄彻清冷，皆属于寒。**"《素问·阴阳应象大论》中说："**寒胜则浮**"等。都认为水肿的发生和寒邪有密切的关系。寒为阴邪，易伤阳气。所以寒邪侵犯人体后，会损伤脏腑的阳气，脏腑的阳气不足，对水液的运化、代谢能力就会下降，导致水肿的产生。正常情况下，人体的水液代谢是在多个脏腑共同作用下完成的，《素问·经脉别论》描述了水液代谢的过程："**饮入于胃，游溢精气，上输于脾。脾气散精，上归于肺，通调水道，下输膀胱，水精四布，五经并行。**"这个过程描述得很详细，从水喝进去入胃到通过膀胱排出体外，有多个脏腑参与到其中，但是这个过程有个前提是各个脏腑的气化功能要正常，也就是说各个脏腑的阳气要充足，因为阳化气嘛，水喝进去后得依赖阳气的蒸腾、气化才能够在体内循环，滋润各个脏腑组织，最后将没有利用价值的水汇聚到膀胱，然后排出体外。这有点像自然界的水在天地之间的循环，也就是《**素问·阴阳应象大论**》所说："**地气上为云，天气下为雨；雨出地气，云出天气。**"我们前头也讲了雨形成的过程，在这个过程中，太阳阳光的照射是雨形成的先决条件，江河湖海里的水只有在阳光的照射、蒸腾下才能气化成水蒸气升入高空，这是雨形成的必要条件。人体的水液代谢也是这样，必须依赖脏腑阳气的蒸腾气化才能在体内正常的循环，否则，就会像《**素问·汤**

液醪醴论》所说的："有不从毫毛而生，五脏阳以竭也"，那样水液代谢就会产生障碍，泛溢于肌肤导致水肿的产生。另外，阳气在运行中，水液从下边被蒸发上来，必须由气带着这个津液，布散到我们全身各个地方，这种宣发、布散靠的是我们上焦心肺之气。所以《黄帝内经》中说，"上焦开发，宣五谷味，熏肤，充身，泽毛，若雾露之溉，是谓气。"心肺布散阳气，阳气带动津液，布散到我们全身。一旦这个气不行了，阳气不走了，津液就不能布散出去了，津液就会停留，进而形成水肿。所以说，水肿产生的两大机制，一是阳虚不能够化水，一个是阳气郁滞不行，不能够行水。

为什么水肿和阳关系这么密切？因为水为阴，而阳能制约阴。所以水为过，阴为过，肯定跟阳是有密切关系的。机理已经很明确了，那么治疗水肿无外乎也就是这样，阳虚就要补阳，就要温阳。对于因寒产生的水肿，治疗上应该以温阳利水为原则进行治疗。

我记得我在念研究生的时候，我们家一个邻居，一位妇女，当时60多岁了，有一个症状，就是双下肢浮肿。当时找我看。除了双下肢水肿，她还经常腰酸腿疼，怕凉，结合她的舌苔、脉象及症状，当时就诊断她肾阳不足。就是用的一个名方金匮肾气丸，只不过是把金匮肾气丸变成了汤药而已。七付药下去水肿就消失了，效果显著。

而对于这种阳郁造成的水肿，应该怎么去治呢？其实《黄帝内经》当中说得很明确，"开鬼门，洁净府"。开鬼门，鬼门实际就是指我们的汗孔。开鬼门就是发汗。洁净府，洁就是洁净，使这个府里的水没了，古人认为这个净府是指膀胱。膀胱常跟大肠相对比，大肠里面有粪便、有水谷，而膀胱里面有水液。当然古人解剖知识比较差，古人认为，膀胱上无入口，下有出口，所以称为净府。因此这种洁净府就是指利小便。所以治疗水肿，常用的方法就是开鬼门、洁净府，即发汗、利小便。发汗利小便本身可以去除我们身上残留的水液，可以驱逐水邪。其实最重要的，它是针对阳郁的一个治本之法。阳气郁结，津液不布，气不布产生了水肿，一发汗，一开鬼门，即宣发肺气，这个时候气就运行了，就可以布津液了，津液一行，水肿也就祛除了。我们经常说的提壶揭盖法，实际上也正是这种方法的一种。

对于利小便，清代一个名医就讲过这一问题，说我们怎么叫通阳，怎么叫温阳？他说温阳不在通，而在利小便。只要把小便通畅了，人体的阳气就温通了。因为《黄帝内经》当中说得很明确，气化则能出矣。而肾阳就有气化作用，小便才得以从体内排出去。所以能够用药，使人体小便顺顺当当的排出体外，就说明人体的阳气已经通畅了。所以我们讲开鬼门、洁净府，不单纯是祛除水邪，而且是祛除阳郁造成的水肿病变的一种治本之法。

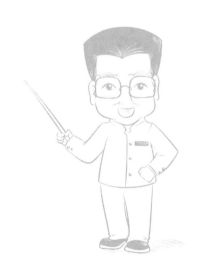

温阳不在通，而在利小便。

开鬼门、洁净府，不单纯是祛除水邪，而且是祛除阳郁造成的水肿病变的一种治本之法。

（四）痈疽

痈疽，多发生于体表、四肢、内脏的化脓性疾患，类似于咱们老百姓所说的疮。根据疾病部位和发病特点的不同，痈疽又分为痈和疽两种。一般地说，痈属于阳证，病变在肌肤，位置表浅，局部红肿、灼热、疼痛，表皮变薄而光泽，具有发病迅速，易肿，易成脓，易溃破等特点，一般不会损伤筋骨及内脏；而疽属阴证，病变在肌肉深部或近骨骼，位置较深，局部皮色晦暗而没有光泽，按之坚硬，开始麻木而不太痛，具有起病缓慢、难消、难溃破、难收敛的特点，一般病情较重，可内陷筋骨，甚至损害五脏。在《灵枢·痈疽》中专篇论述了这种病，在《黄帝内经》看来，痈疽的发生是和寒有关的。认为："寒邪客于经络之中则血泣，血泣则不通，不通则卫气归之，不得复反，故痈肿。寒气化为热，热胜则腐肉，肉腐则为脓。脓不泻则烂筋，筋烂则伤骨，骨伤则髓消，不当骨空，不得泄泻，血枯空虚，则筋骨肌肉不相荣，经脉败漏，熏于五脏，脏伤故死矣。"正常情况下，人体的经脉气血是周流不息的，假如人在遭受寒邪的侵袭后，运行于经脉中的气血在寒性凝滞的作用下就会像冰那样凝滞住，血液凝滞就不能正常的流通，甚至会形成瘀血停在局部。这在我们中医的术语里叫"寒凝血瘀"，形成像冰一样的瘀血后，人体为了调节阴阳平衡会派遣阳气来温煦、驱除这种寒冰一样的血瘀。所以，属于阳、具有温煦作用的卫气就会凑上去温化这种冰冷的瘀血。就像打仗一样，属阳的卫气像被派去的士兵去驱除寒邪，可是这种寒邪比较厉害，寒冷的刺激持续时间长而且程度又比较重，因此双方战斗的很激烈，非常胶着，难解难分，所以《黄帝内经》说卫气"不得复反"，仗没打完，任务没有结束，卫气就不能回去。卫气属于阳，随着战斗的深入，被派去散寒的卫气越募集越多，局部阳热偏盛，热盛就会出现皮肤红、局部肿胀，局部的阳热再严重点就会出现血肉腐烂，病情进一步演化还会形成脓液，就成为了痈肿。这还不算完，如果治疗不当或失于治疗，痈肿没有溃破，里面形成的脓液没有出来，病情还会进一步往深处发展，甚至形成烂筋伤骨的疽证，再严重一点的还会伤及人体的五脏，威胁人的生命。痈疽这种病尽管在病理演变过程中表现出来热象，但《黄帝内经》认为它的本质还是寒引起来的。

二、诸病水液，澄彻清冷，皆属于寒

刚才说了几个具体的病症，包括说怕冷、疼痛、水肿等，这都是一些具体的病症。那么除了这些具体病症，实际上临床上说这人是受寒了，或者是阳气不足了，出现最多的一种普遍的现象是什么呢？《黄帝内经》当中有一个著名的病机十九条，当中有一句话，叫做"诸病水液，澄彻清冷，皆属于寒。"诸病水液指的是人体排出的水液，比如眼泪、鼻涕、痰液、大小便、白带等，这些都属于水液的范畴。也就是说人体排出去的这些东西只要是澄彻清冷的，即说它不浑浊，清明、透亮的，是稀冷的，就属于寒为病，也就是说或者是寒邪侵犯了人体，或者是人体阳气虚弱了。这在临床上运用是很多的。

实际上这个方法也是中医大夫在看病的时候分寒、热的一个最关键的指标。人感冒了会出现一个典型症状，鼻塞、流涕。如果流的是清涕，清稀透明的，中医就认为是属于寒。如果流的是黄鼻涕、浓稠的，中医就认为是属于热。吐痰也是一样，如果吐的是黄痰，比较浓稠的，中医就认为属于热。而如果说是稀痰、白痰，不浓稠，中医就认为是属于寒邪侵犯了我们人体。

有的小孩爱吐泡泡。有人认为口水多、流哈喇子，肯定是属于脾胃虚寒。脾胃虚寒导致不化津液，所以就形成了口水多。但这个时候还需要注意，如果说这种口水比较清稀，这就属于寒，属于脾胃虚寒。有的小孩流口水流得挺多，说把前头衣服都流湿了，一干以后，痕迹比较明显，还泛黄。也就是说他流的这个口水是比较稠的，偏黄颜色的，这个就不属于寒邪了。

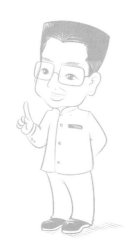

脾胃虚寒导致不化津液，所以就形成了口水多。但要注意区分寒热属性。

我见过这样的病人，腹泻20年了。一天最少三次，多的时候四五次，经常拉稀。很多人会说拉20年了，一天拉好几次，按中医来讲肯定是一种气虚。尤其具体的脏腑可能是脾气下陷,不能升提所导致的。这也就是《黄帝内经》当中所说的"清气在下,则生飧泄"。这个时候就应该用补中益气升阳的方法去治疗。他这方面吃了不少药,可是也没有好的效果。后来找到我,就把这症状说了。我当时给他看过后,我认为他不是属于气虚阳虚,尤其他说大便是偏稀,味儿大,挂盆,不好冲。实际上就从这些,可以判断他得的这个腹泻,并不是气虚,阳虚,而是湿热为患,也就是偏一种热。最后用祛除湿热的方法给他治疗的。

包括一些妇女白带比较多的症状,这时候也要分清,如果是白带味不太大,不太黄,不太浓稠,那就偏于一种阳虚,或者是寒邪侵犯。如果是味大,而且又挺浓稠,色黄,这样基本上就属于湿热为患了。所以我们讲,判断它是寒还是热,是不是阳虚,不要单从它的时间、病程、次数来分析,从这些方面判断是不可靠的。而可靠的应该观察它排出的液体的质地、颜色。牢牢掌握诸病水液,澄彻清冷,属于寒的道理。

无论寒邪侵犯人体也好,阳气虚弱也好,因为阳化气,如果说是阳不足,不能够煎熬津液,这个津液就是透明的,稀冷的。如果阳比较盛,或者比较热,热如果煎熬津液以后,这个津液就变得比较浑浊,比较浓稠了。所以,如果是水液为病,如果水液是清稀透明的,就要从寒来考虑。

第十三集

寒的预测

前几集我们谈了寒的性格、特点，也谈了寒证的表现。那么这些寒证容易在什么时间，什么地点，什么样的人群中发生呢？这说的就是寒证的预测。今天我们主要就谈谈这个话题。

一、以地域预测寒

有一年盛夏时节，天气特别炎热，我们一起到泰山去玩。傍晚的时候到了泰山脚下，穿着短袖衫和短裤就开始爬泰山了。大概后半夜一点左右，终于到达了南天门，登上玉皇顶，等待着看日出。爬到山上以后我们就感觉到非常冷了，只穿短袖衫和短裤就不行了，这个时候山顶上好多地方在租棉大衣，我们也不得不租了一个棉大衣，早晨等待着看日出。从这个例子就可以看出来，山下的温度跟山上的温度差别是很大的，而这么冷的地方相对而言就会更加容易受到寒邪的侵犯。不过也有人会说，登上山顶以后是凌晨时分，而凌晨时分相比较其他时间段来说，也是更加寒冷的。

说到这儿我又想起来了，在2015年，我们去锡林郭勒一个叫大青山的地方玩。大青山里面是很美的，好似一幅国画。虽然是大白天，日照充足，但是天气却特别的冷，不得不租一个羽绒服裹着在那里游玩儿。也就是虽然是夏天，并且是有阳光照射的白天，可是还是这么冷。另外有一年十一的时候，我们去了北方，到伊春，而伊春那个时候竟然开始飘小雪花了。所以这也说明一个问题，地势比较高的地方，海拔比较高的地方比较冷，我国的北方比较冷。所以像那个珠穆朗玛峰海拔高，它那上面的冰雪是常年不化的。那么在这些地方恐怕寒邪就比较盛，人也容易受寒，也容易造成人的阳气不足、阳气虚弱，由此产生寒症。

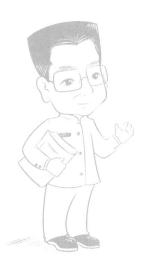

以地域预测寒

天不足西北，西北方阴也。

其地高陵居，风寒冰冽。

说到这个方位，北方，我在这里就不得不提一下纬度的概念。纬度实际就是地球表面的某个点，随着地球的自转而形成的轨迹。人们把赤道到南极、北极给划分为不同纬度，其中赤道是零度，南极、北极是90°。而我们在地球仪上可以看到南北回归线，那这个回归线是什么意思啊？回归线实际上就是太阳可以直射地球的那个地方。因为我们知道，地球并不是直着在运转的，它是斜的，是有一定角度的。正是因为有这个角度，所以太阳直射的地方是一个区域一定范围的，北回归线就是太阳在夏至的时候直射的地方，而到夏至以后，太阳就从直射的这个地方开始逐渐南移，最终南移到南回归线，而南回归线就是冬至的时候太阳直射的地方。南北回归线的度数都在是23° 26′左右，人们就把南北回归线之间的区域称为热带，而北回归线和北极圈这之间就称为北温带，南回归线到南极圈之间就称为南温带。我们国家的大部分土地都集中在北温带区域，也就是在北回归线到北极圈这一大段里头。当然了，北回归线也通过咱们国家，像咱们的台湾、广东、云南、昆明等地，都是北回归线通过的地段。所以你就想啊，在我们中国，越向北方，离我们北回归线就越远，太阳就越来越不能直射，所以气候也越来越寒冷，也就是越到北方越寒冷。所以大家可能也有过这样的经验，北方的冬季天气特别冷，北方人在冬天到南方、到海南去玩儿，穿着大羽绒服上了飞机，结果一降落到海南那儿，就得换成单衣单裤。这是同一个时间段，但是由于纬度不一样，北方、南方不一样，所以它的温度是不一样的。

我们再说说这个高山，也就是海拔，海拔就是地势高出海平面的高度。海拔越高，度数越高，空气就越冷。有人也做过一种调查，认为每上升1000米，温度得下降至少6°。我说的是至少有6°。为什么海拔越高空气越冷呢？有人认为，主要是海拔高的地方空气稀薄、云层稀薄，那么空气、云层当中存在的水、二氧化碳就少，而那些东西可以吸热，吸热以后可以反射到地球上。所以海拔越高，吸热吸得就少，进而造成地球上、地面上温度也低。另外海拔越高，风力就越大。一刮风温度就会降低，这是一种风寒效应，也就是风越大，温度就越低，所以海拔越高的地方啊，气候就越寒冷。正因为此，所以《黄帝内经》当中也提出，叫做**"天不足西北，西北方阴也。"**也就是西北方地势高、海拔高，很多地方都是高原，所以这个地方就属于阴，气候就以寒冷为主。而且《黄帝内经》也有这样的话，说北方者天地所闭藏者也，这北方是天地所闭藏之域，所以**"其地高陵居，风寒冰冽"**，所以其民就"乐野处而乳食"，所以里边就冷，容易产生脏寒。进一步中医讲，许多治法是从不同的地方产生的，其中有一种治法就从北方产生——"灸焫"。灸就是我们所说的艾灸。用艾叶、艾绒制成的艾灸，一点火，点完了以后灸人体的很多部位，有温经通络的作用。焫就是燃烧的意思，是用燃烧的这种艾灸来去温阳，来去通络。而这种方法产生于北方。为什么产生于北方啊？那是因为北方气候比较寒冷，人的阳气有些不足所造成的。

那么从这儿，我们也就发现了，在北方，在海拔高的地方，寒邪容易侵犯人体。

二、以时间预测寒

刚才说的是什么地方容易产生寒的病症，那么什么时间容易产生寒冷的病症呢？这个呢实际上我们老百姓都有经验，尤其是四季分明的这些地域，春夏秋冬比较明显的这些地域。说冬季一来临，气候恐怕就寒冷，也就是说农历的十月、十一月、十二月，这三个月大雪也来了，天气也寒冷了，水也结冰了，有的地方严重的大地恨不得要冻裂了，这个时候人大多是不太多活动了，所以你看那个动物，该冬眠的也冬眠了，树叶也都脱落了。那么这是属于寒气比较旺盛的季节。当然，对于这个季节，对于冬季，我们也已经形成了一个习惯了，有的也做好准备了，说冬季快来临了，我们该穿棉衣的穿棉衣，该取暖的取暖，暖气也就烧着了。目的就是避寒邪气。所以《黄帝内经》当中也提出来了，君子避寒，要周密，通过减少出去活动的次数来达到一个无扰乎阳，避免寒邪侵袭的目的。

除此之外，我们能不能预测在什么时候寒气会不符合正常的规律，会太过、冷得更加严重一点呢？在《黄帝内经》当中实际上就有这样的预测方法，也就是运用五运六气的方法来进行预测。

在前几集我已经谈过了相关的问题，古人是用天干和地支配合着来纪年、纪月、纪时，天干有十个，地支有十二个。按照次序一一配属，一个天干配一个地支，比如甲子相配，乙丑相配，丙寅相配，丁卯相配，而天干是十个，地支是十二个，二者最小的公倍数是六十，所以我们称为六十为一甲子。

我前面也说过，甲子纪年实际上从西周就开始了，到我们现在已经至少是有48个周期了，换句话已经有了48个60年了，这种方法我们现在还在使用。所以我们现在的日历牌上都会有相应的标注，比如2016年的日历牌就会写丙申年，2017年就是丁酉年，2018年就是戊戌年等。那么我们说，根据这个标注，我们就可以进行一个简单的预测，我这里所说的预测是用五运六气的方法，一个是运，一个是气，用十天干来预测运，用十二地支来预测气。

60年当中，凡是天干年份标注是丙年年份的，是属于水运太过，也就是气候可能就偏寒。比如六十年当中像丙寅、丙子、丙戌、丙申、丙午和丙辰年，这六年就偏于水运太过，气候可能就偏于寒冷。那么另外还有六年，这六年就是癸年，比如像癸酉年、癸未年、癸巳年、癸卯年、癸丑年和癸亥年，这六年是属于火运，而癸本身又是火运不足，火运不足时水来克火。所以在火不足之年的时候，水运可能就旺盛，因此这六年也可能会气候偏于寒冷。

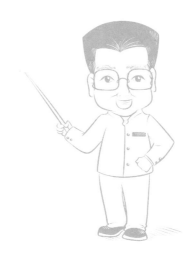

凡是天干年份标注是丙年年份的，是属于水运太过，也就是气候可能就偏寒。

比如像2016年，这是丙申年，这一年大家都知道了，许多省市都发大水，暴雨比较盛，尤其你看朋友圈，有的地方房子也被淹了，汽车也泡水里了，一些河流、水库、大坝也都决口了，有的挺好的小区，四周全都是水，甚至还有一些把我们的农田给泡坏了，有的还造成了人员的伤亡。这都是属于水比较大的情况。

丙年为什么水大呢？气候为什么可能要寒冷呢？因为丙是属于水，而丙又属于阳干。天干当中，单数的那些，也就是一二三四五，属于阳，阳就属于太过。所以丙年属于水运太过之年，因此，水可能大，寒邪可能比较盛。刚才我说那个癸年，癸是属于火，癸本身属于阴干。甲乙丙丁戊己庚辛壬癸，癸是第十个，属于偶数，偶数就属于阴，阴就是不足。水不足，阳就可能来侵犯它，因此癸年也可能水大。

我刚才所说的是从运这儿，从天干来预测。另外也可以从气这儿，也就是从十二地支来预测。那么如果按十二地支来预测，哪年寒比较盛呢？一般来讲是这样的，在辰戌之年，水运可能偏盛，也就是像戊辰年、庚辰年、壬辰年、甲辰年、丙辰年，这五个辰年，另外还有甲戌年、丙戌年、戊戌年、庚戌年、壬戌年，这五个戌年，属于水比较旺盛之年，就有可能寒邪比较旺盛，气候比较寒冷。

当然我刚才所说的只是一个简单的预测，我们要想具体预测出这一年到底是气候寒冷不寒冷，每个季节的情况到底是怎么样的话，还得把运和气结合起来，也就是把天干和地支结合起来，而且还要考虑它的主运、客运、主气、客气的不同的变化。我所说的这些主运也好、主气也好，指的是什么呀？指的是自然的规律，是年年不变的时间规律，包括我们说四季，一到春天、秋天、夏天，它自然而然的就来了，这是固定的一个规律，这是所谓的主。还有一种是客，客如同客人一样，跟着天干地支的变化而来。这个变化的规律，一个固定规律，一个变化规律，把它们相互结合起来进行分析，才能真正预测每一年、每个季度气候的变化情况。

三、预测发病人群及疾病

气候变化对人能有什么影响呢？有些人对它是很敏感的，气候一有变化、稍微偏凉一点就能有感觉。这样的人在临床上见到很多。比如在我们生活当中就有这样一个现象，很多人有这样的体会，说有些人在天气还好好的情况下就能感觉到明天要变天，可能气温要降低。为什么呢？他说他这个腿疼病要犯了。果不其然，第二天还真的降温了，或者是变得阴冷，或者是寒冷起来。

有研究者提到，天气的变化对人体的什么疾病影响最大呢？就是类风湿关节炎。这是由关节本身的一些特殊性所决定的。有人做过实验，说在常温的时候，测我们人体的各个部位的体温，其中哪儿的体温最低呢？就是我们关节，尤其是以膝关节为主，它的温度是最低的。而且当患者暴露于寒冷的环境20分钟以上时，再测体温，膝关节下降的温度是最多，最厉害。如果再让他回到实验之前的这个温度，可能膝关节的体温还是不能恢复过来，反而还在继续下降。这提示我们人体的关节对气候的敏感性特别强，而且它的温度恢复起来比较困难，体温下降的比较多，因此这种关节炎的病人对气候是非常敏感的，当天气寒冷以后，他的变化也是最严重的。

另外心梗的病人，心脏不太好的病人。因为天气变冷以后，造成周围血管收缩、拘挛，血液运行起来就不是特别顺畅，造成血压偏高。而且由于冬天天气比较寒冷，比较干燥，也造成了血液浓度增加，而血压增高、血黏度增加造成心脏的耗氧量增大，所以心脏负担就加重。这也就是中医所说的由于寒邪伤阳气所致，一方面耗伤我们的心阳，另一方面使得我们心脏推动气血的力量就得加大。因为它如果不加大的话，那个气血可能就会凝滞住，进而造成心脏的耗氧会更加增多，也造成气血的凝滞，这样心梗的病人在秋冬之际发病就偏多一点。也有人做过初步统计，说有一半的心血管病人在冬天症状会加重，会发作，有的甚至还有生命危险。除此之外，还有一部分咳喘、哮喘的病人，在秋冬的时候也容易加重。

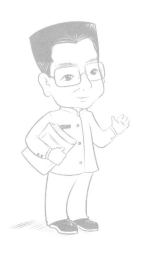

天气的变化对人体的多种疾病影响较大，比如类风湿关节炎、心脏病、咳喘、哮喘等。

《黄帝内经》说"形寒寒饮则伤肺。"也就是说人体肺是主气的，司呼吸，什么情况下容易受伤呢？外表受到寒邪侵犯，或者说吃寒凉饮食后，进而侵犯到我们肺脏，造成肺的宣降失常，使人咳嗽、气喘产生或者是加重。

有人看到这么一个现象，冬天一来临，医院当中，尤其是儿科，病人特别多。其实你看一下，儿科在冬天什么病人多啊？我跟大家说，很多都是咳喘的病人，原因就是《黄帝内经》当中所说的"形寒寒饮则伤肺。"因此我们讲，预测什么时候气候可能比较寒冷，对这些病人还是很有用处的。另外我也劝，这样的病人也少到北方去，少到海拔高的地方去，以免这些邪气伤害人体，伤害阳气。

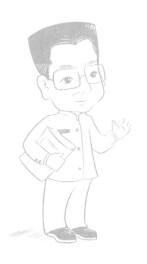

气虚质和阳虚质的人群更容易罹患寒的病症。

什么样的人容易患寒证呢？人群当中，分为这么三类人。一类是健康的人，WHO也做过那种判断，说什么叫健康的人呢？健康的人就是指没有疾病虚弱，而且身体、心理和社会适应能力都是处于完好的状态，这要求健康之人形神相具，这样的人便是健康之人。第二类就是有疾病的人。有疾病的人就是得病了，得病的人就要到医院，要去看大夫，进行治疗。还有一种人，就是介于健康和疾病之间，就是通过物理检查、生化检查也判断不了他有什么问题。但是如果你说他没病吧，他却也感觉到这儿不舒服，那儿不舒服，他有一些表现，让人感觉过得不是特别痛快。这个我们称为是亚健康状态。实际上这一类的人是比较多的。有人统计，说中国有七个亿这样的人。你说这数字大不大？

有人说，尤其是像知识分子、企业管理者、医院机关的干部，这样的人群当中，亚健康超过了70%。那么在这类人群当中，我们怎么去进一步划分？我们学校有一个国医大师王琦，他就对这些人群进行了一些简单的分类，他用了几种体质。其中有两种体质要引起我们注意，因为我们讲这两种体质的人就容易得这种寒的病症。这两种体质一种就是我们所说的气虚质，还有一种就是阳虚质。

气虚质有什么样的表现呢？首先说形态上的表现，这样的人肌肉不健壮，不是那么瓷实。常见的日常表现有容易呼吸短促，有点好像自我感觉气不太够用。而且喜欢安静，不愿意多跟人说话，说话的时候声音也比较低弱，而且这样的人容易感冒，常常出虚汗，也称为自汗，动一动就出一身汗，常常感觉到疲乏、无力，老感觉力气不是那么大。从心理特征来讲，气虚质的人性格比较内向，情绪不是很稳定，尤其比较胆儿小，喜欢安静，不喜欢冒险。

那么阳虚质，是什么样的人呢？它的形态特征跟气虚质差不多，也是肌肉不健壮，肌肉比较松，不是那么瓷实。那么日常的表现呢？我们说有一个特点，就是手和脚老感觉到比较凉，不是那么暖和，甚至拿热水烫脚也不是特别管用。而且胃脘部总是感觉到怕冷，穿衣服比平常的人穿得都多一些。一到冬天，厚厚的棉衣就提早的穿上了。而且一到冬天身体就不是特别好受，夏天过得还比较好，冬天就不太好了。但是夏天呢，又有点受不了空调，不太愿意在空调房子里待着。这样的人比较喜欢安静，吃点儿凉的东西，身体就感觉到不是很舒服。而且大便偏稀，小便颜色比较清，量也比较多。这样人性格很多也都是沉静，内向，不愿意多跟人交流，尤其是不太喜欢热闹的环境。

那么这两类人是病人吗？他不见得是病人。这样的人他就比较容易患得我们所说的这种寒证，或者是阳气虚的病症。那么既然这样的人容易患这样的疾病，我们应该怎么去养护呢？

我们讲所谓这种气虚质的人，从饮食调养上应该多吃一些补益脾胃之气的食物，像黄豆、白扁豆、泥鳅、大枣、桂圆、香菇等。少吃一些耗气的东西，如槟榔、生萝卜、空心菜等。而在生活上也要注意，应该保持充足的睡眠，注意保暖，避免那些剧烈的刺激，也避免多出汗，在运动上也是应该做些柔缓的运动，不要做那种剧烈的运动。可以散散步，打打太极拳。可以按摩足三里，但不要去猛力按。那种长久的一些憋气的动作不要做。在情志方面也是要注意多跟人去沟通、交流，应该是以积极进取的态度去应对生活。有人提到药物，说这些人应该吃些什么药物啊？我觉得像一些玉屏风散加减就可以了。黄芪、白术、防风、枣等药物就可以。

那么对于一些阳虚质的人在食品上我们就建议多吃一些牛肉、羊肉、狗肉、韭菜、生姜，甚至辣椒、葱、姜、蒜都可以吃一些，因为这些东西有补阳的作用。少吃黄瓜、柿子、冬瓜、西瓜、梨等食品。在生活上也是要注意，一方面是保持睡眠充足，另一方面也要保暖，避免吹空调。在运动上也是做一些舒缓的动作，可以经常按摩一下气海、关元、足三里、涌泉，也可以洗洗桑拿、泡泡温泉。在情志上也是应该多跟其他人沟通、交流，平时我们也建议可以多听一些比较激昂的、亢奋的、进取的、豪迈的音乐、歌曲，这都是比较不错的。说到药物可以时不时地吃一点金匮肾气丸。

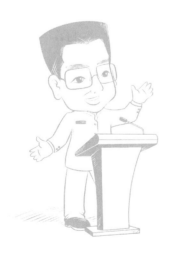

阳虚质的人在饮食上多吃一些补阳作用的食品，生活上注意保暖。
常按摩气海、关元、足三里、涌泉穴。

我们说不同体质的人可以产生不同的症状，在《黄帝内经》当中也有这样的理论？《素问·痹论》当中实际就谈了这么一个问题。我们所说的痹证是什么啊？是风、寒、湿三种邪气侵犯人体。侵犯人体以后，可以产生不同的症状。有的人可能产生寒，有的人可能产生疼和热，我们称作痹热。所以在《黄帝内经》当中又说，**"其寒者，阳气少，阴气多。与病相益，故寒也。"** 也就是说他怎么产生这些寒的症状呢？他这人本身就是阳气偏弱一点，阴偏盛一点，再加上外边的风寒湿气来袭，这样人体的阴盛阳虚就和外界的风寒湿结合起来了，所以这人就偏寒。而产生痹热的呢，他是什么样的人啊？**"其热者，阳气多，阴气少，病气胜，阳遭阴，故为痹热。"** 也就是说产生痹热的人是阳气偏盛的，而阴气偏少的，当风寒湿气进入到人体以后，人体阳遭阴，遭就是乘的意思，打败了这种阴，所以这人就产生了偏于阳盛的症状。这也就是说病随着我们体质而产生了一些表现。因此我在这里说，像气虚体质的人、阳虚体质的人就容易患得寒的病症、阳气虚的病证，因此这一部分人我们也是要建议加强一下自己的养护，避免自己的阳气受伤，避免寒邪侵犯人体。

第十四集
防寒有妙招

　　前几集谈了寒邪对人体有许多危害，尤其在寒冷的季节与地域更为突出，那么我们人类是怎样应对寒冷的呢?

　　在寒冷的冬季，有些动物为了抵御食物匮乏的寒冷冬季，就开始进行冬眠。它们在冬季时生命活动处于极度降低的状态，是动物对冬季外界不良环境条件（如食物缺少、寒冷）的一种适应。蝙蝠、刺猬、极地松鼠等都有冬眠习惯。冬眠时，一些异温动物（一些冬眠哺乳类与鸟类）和变温动物在寒冷冬季时其体温可降低到接近环境温度（几乎到0℃），全身呈麻痹状态，在环境温度升高到一定程度，或其他刺激下，其体温可迅速恢复到正常水平。一些冷血动物比如蛇和鳄鱼，他们不能直接控制自己的体温，只能依靠环境。冬眠，是变温动物在寒冷的冬天避开食物匮乏的一个"法宝"。冬天一到，刺猬就缩进泥洞里，蜷着身子，不食不动，它几乎不怎么呼吸，心跳也慢得出奇，每分钟只跳10~20次。这些冬眠的动物几乎都是一个姿势，蜷缩身体，这是在寒性收引的作用下造成的。动物、包括人也是这样，受到寒冷刺激后筋脉会蜷缩、收引，所以造成了这种蜷缩姿势。

　　也有些动物不冬眠，但是采取避开寒冷气候的方式。比如候鸟，它们具有沿纬度季节迁移的特性，夏天的时候这些鸟在纬度较高的温带地区繁殖，冬天的时候则在纬度较低的热带地区过冬。夏末秋初的时候这些鸟类由繁殖地往南迁移到渡冬地，而在春天的时候由渡冬地再返回到繁殖地。它们的这种迁徙行为就是为了避开寒冷的气候。秋分以后，大雁南飞，排成人字形或者一字形，从寒冷的西伯利亚成群结队，浩浩荡荡地到南方过冬，躲避严寒。第二年的春分以后，再回来产蛋繁殖。

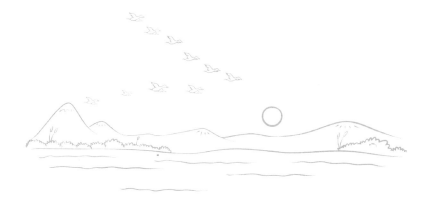

候鸟迁徙

　　一进入到冬天，天气一寒冷，好多北京人都特别爱吃涮羊肉，尤其是下雪天，外面天寒地冻，一家人或是一帮朋友围成一桌，把装有炭火的铜锅往中间一放，大伙就开始围着涮锅子，吃完后非常舒服，寒意全无。你要是问为什么北京人爱吃涮羊肉？相信大伙都知道原因，就是为了御寒。据说涮羊肉起源于元朝，相传，当年忽必烈统帅大军南下。一日，人困马乏，饥肠辘辘，猛然想起家乡的菜肴——清炖羊肉，便立即吩咐部下杀羊烧火。正当伙夫宰羊割肉时，发现有敌情。厨师知道他正想吃羊肉，于是急中生智，飞刀切下十多片薄肉，放在沸水里搅拌几下，待肉色一变，马上捞入碗中，撒下细盐。忽必烈连吃几碗，翻身上马迎敌，获得胜利。在筹办庆功酒宴时，忽必烈特别点了那道羊肉片。厨师选了绵羊嫩肉，切成薄片，再配上各种作料，将帅们吃后赞不绝口。厨师忙迎上前说："此菜尚无名称，请赐名。"忽必烈笑答："我看就叫'涮羊肉'吧！"包括现在，涮羊肉的英文译名被称作蒙古式火锅（hot-pot of Monglian style）。蒙古地处我国北方，**在《黄帝内经》中说："北方者，天地所闭藏之域也。其地高陵居，风寒冰冽，其民乐野处而乳食，藏寒生满病"。《素问·异法方宜**

论》描述了北方的气候特点和饮食生活习惯以及容易罹患的疾病。这里的陵居，有一种解释就是蒙古包，因为它的形状像丘陵，故称陵居。蒙古气候寒冷，因为是游牧民族，所以没有固定的居处，而是在野外搭建蒙古包住下来，喜欢吃乳制品，这里的人容易脏腑受寒而生胀满一类的疾病。所以，蒙古人爱吃羊肉是有原因的。因为羊肉是温性的，李时珍在《本草纲目》中说："羊肉能暖中补虚，补中益气，开胃健身，益肾气，养胆明目，治虚劳寒冷，五劳七伤。"所以，在寒冷的气候下吃点羊肉是非常有好处的，既能够御寒，又能够温补阳气而防止寒邪损伤阳气导致疾病的发生。

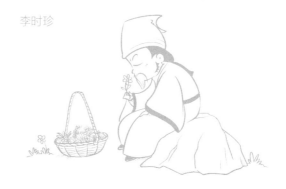

李时珍

其实我们的衣食住行，都会考虑到寒冷因素，进行调整和改变。《黄帝内经》主张要"民避寒邪，君子周密。"（《素问·六元正纪大论》）意思就是告诫人们要防寒保暖，否则会罹患一些与寒有关的疾病。比如说冬季的毛皮大衣、羽绒服，还有北方暖气，各种电热毯和暖宝宝，都是人们为了避寒所想出来的好办法。除了这些还可以采取哪些积极的行动来御寒呢？

一、春捂秋冻

俗话说"二八月乱穿衣"，是指在农历的二月和八月，这两个时间段里人们的衣装打扮混乱，阳历，这两段时间也是冬春换季时和夏秋换季时。我们小时候都听说过"春捂秋冻"，意思是说："春不忙减衣，秋不忙加冠"，也就是说春天要慢一点脱棉衣，秋天则不要过早穿棉衣，春天穿衣服要尽量保暖，而秋天，则在一定程度上要挨些冻，只有这样才能对身体有好处。

这有什么科学道理呢？春季冷热多变，气候变化大，有时一天之内气温变化幅度很大，人的机体经过一个寒冷的冬季之后，在御寒棉衣的保护下，血管处于收缩状态，整个血液循环相对缓慢，体温调节系统的功能降低，抗病的能力因而也比较低了。所以，如果春天忙于减衣，穿单薄了，遇到天气变化或倒春寒就容易受凉，引起感冒等疾病。秋季是由夏转冬的过渡季节，"白露"过后，大致每隔四至五天，日平均气温下降1℃，一天之内气温变化较小，这样人们晚一点穿棉衣，还可以锻炼御寒能力。秋季是气候由热转凉的时候，人体肌表亦处于疏泄和致密交替之际，此时若能适当接受一些冷空气的刺激，不但有利于肌表之致密，还能增强人的应激和耐寒能力。天气渐凉时加强防寒锻炼，可使人体的抗御机能得到锻炼，从而激发机体逐渐适应寒冷环境，有利于避免许多疾病的发生。但是也不能一味地不增穿衣服，当户外气温低到10℃左右的时候，就要结束"秋冻"，不然不仅无法预防疾病，还容易招来疾病。

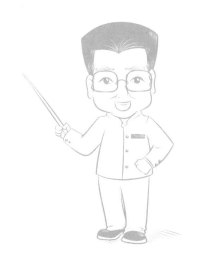

"春捂秋冻"，意思是说："春不忙减衣，秋不忙加冠"。目的是使自身的机体与自然界的变化相统一。

"春捂秋冻"的目的是使自身的机体与自然界的变化相统一，而每个人的体质不同，体内的阴阳状态并不一致，所以春捂秋冻并非人人皆宜。如果是阳气偏盛的体质，春天时自身的阳气足以与自然界相合，也就没有"捂"的必要了。如果一味追求"春捂"使体内偏盛的阳气更加亢盛，肯定会出现一系列的病理状况。同样的道理若自身体质偏于阳虚，平时会出现手冷脚凉，偏于喜欢安静，动起来气短乏力，身体不是很健壮，肌肉也不是很丰满的，一味的"秋冻"只会扰动体内本身已偏少的阳气，势必也会出现一系列的病理状况。所以，当天气骤然变冷时，适当添加衣服也是必要的。适当增衣是以自己略感凉，而不感寒为宜，就是不需要裹得很严实，穿得发热。如果过早过快地添加衣物，出汗多而耗伤阳气，不利于"秋冬养收"。

二、动作以避寒

对"秋冻"的理解，除了不急着增加衣物，还应该注意加强耐寒锻炼。《素问·移精变气论》称"动作以避寒"。是说运动可以御寒，免受寒冷侵袭，以此增强机体适应寒冷气候的能力。在北方，儿童间有一种游戏，两个人手拉手，脚碰脚，大人也会告诉孩子，在寒冷的地方要跺跺脚，手若是很凉，就要搓搓手，跑跑步身子会暖和一些。

我们常说生命在于运动，《吕氏春秋·尽数》就有"流水不腐，户枢不蠹"的说法，比喻经常运动，生命力才能持久，才能旺盛有活力。《素问·六微旨大论》："成败倚伏生乎动，动而不已，则变作矣。"也是强调运动在人体中的重要作用。

是不是冬天，我们一定要增强运动，出去跑步、锻炼，大汗淋漓呢？答案是否定的。冬天是闭藏的季节，很多小动物们都选择了冬眠，那么我们应当怎样做呢？《素问·四气调神大论》云："无扰乎阳。"《素问·金匮真言论》："故冬不按跷，春不鼽衄。"《素问·生气通天论》："无扰筋骨，无见雾露。"都是在告诉我们运动也不能太过，特别是在闭藏之际的冬天，不要扰动人体的阳气。那么作息时间也需要有所调整，要做到"早卧晚起，必待日光"。所以其实我们在冬季，冬季锻炼最好不要太过，在时间上也要注意不要过早。冬季晨练适宜在日出后进行。而一天中的最佳健身时机则在14：00至19：00之间，此时，人体自身温度较高，体力较充沛，容易进入运动状态，不易受到损伤，对健康大有裨益。

三、饮食

　　除了我们开篇提到的冬天吃涮羊肉以外，还有什么是我们在饮食方面需要注意的呢？首先，我们看看象征冬季各节气的习俗。在过去立冬这一天要休息，犒赏一家人的辛苦。谚语"立冬补冬，补嘴空"就是最好的比喻。在食俗方面，在我国南方，立冬人们爱吃些鸡鸭鱼肉。在台湾立冬这一天，街头的"羊肉炉"、"姜母鸭"等冬令进补餐厅高朋满座。许多家庭还会炖麻油鸡、四物鸡来补充能量。另一个特别具有代表性的冬日节气，叫做冬至。古人认为，冬至日叫一阳生，人体内的阳气也适应大自然而渐复，汉族民间多于此日起至立春前进补以助阳。冬至这一天阴阳二气转化，所以这天大多休息，军队整休，边塞闭关，商旅停业，朝廷不理事，官衙放假，亲朋各以美食相赠，相互作客，欢乐地过一个"安身静体"的节日。"冬至亚岁宴"的名目甚多，如"吃冬至肉"、"献冬至盘"、"供冬至团"、"馄饨拜冬"等，都是冬至的习俗。可以说这是个吃到肚儿圆的节气。谚云："十月一，冬至到，家家户户吃水饺。"每年农历冬至这天，不论贫富，饺子是必不可少的节日饭。

　　说到饺子，可以说这已经是我们中华民族十分具有代表性的食物了。冬至吃饺子这种习俗，是因纪念"医圣"张仲景冬至舍药留下的。张仲景是南阳稂东人，他著《伤寒杂病论》，集医家之大成，被历代医者奉为经典。张仲景有名言："进则救世，退则救民；不能为良相，亦当为良医。"东汉时他曾任长沙太守，访病施药，大堂行医。后毅然辞官回乡，为乡邻治病。其返乡之时，正是冬季。他看到白河两岸乡亲面黄肌瘦，饥寒交迫，不少人的耳朵都冻烂了。便让其弟子在南阳东关搭起医棚，支起大锅，在冬至那天舍"祛寒娇耳汤"医治冻疮。他把羊肉、辣椒和一些驱寒药材放在锅里熬煮，然后将羊肉、药物捞出来切碎，用面包成耳朵样的"娇耳"，煮熟后，分给来求药的人每人两只"娇耳"，一大碗肉汤。人们吃了"娇耳"，喝了

"祛寒汤"，浑身暖和，两耳发热，冻伤的耳朵都治好了。后人学着"娇耳"的样子，包成食物，也叫"饺子"或"扁食"。至今南阳仍有"冬至不端饺子碗，冻掉耳朵没人管"的民谣。

张仲景冬至舍药

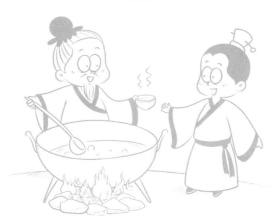

其实我们发现，在冬季这个比较寒冷的季节，我们的习俗中，众多的饮食都是热的，比如用一些肉类做成饺子、馄饨等好吃的食物。过年的时候，家家少不了糖果、干果等，这些食俗其实是非常有道理的。

在冬季，人体为了供应能量给身体保暖，所以消耗会非常的快，在冬季的饮食中应食用一些高热量的食物，以满足身体的消耗、供热需求。多吃些牛肉、鱼、牛奶、香肠等，这些物质可以提高机体的耐寒能力。使酪氨酸转化成肾上腺素、去甲肾上腺素、多巴胺等，使人有精神、活力与动力。这属于蛋白质食物的特殊热动力效应，可以刺激机体产生额外的能量消耗。所以在冬季，可以吃高蛋白类的食物，如蛋、鱼虾、动物蛋白、酵母、乳制品，而在《黄帝内经》的角度，像芝麻、葵花籽、核桃、杏仁、松子等，都具有补益五脏的作用，可以补益肾脏，有利于肾藏精。

此外，摄入无机盐也有助防寒保暖，可以多吃根茎类的蔬菜，如胡萝卜、百合、山芋、藕、青菜、大白菜等，这些蔬菜的根茎当中存在较多的无机盐。这里所说的无机盐，并不是指我们吃的食盐氯化钠，而是我们称为矿物质的像钙、钠、钾、镁、锌、铁等。

这里还要说的就是酒。在小说里或是影视文学作品里，或许大家都以为喝酒能御寒。但现实并非如此，喝酒以后酒精麻痹神经中枢，使人对寒冷的敏感度下降，同时刺激血管，使皮肤上的血液加速流动，在这两种因素的作用下，喝酒能使人短暂地形成暖和的错觉，但是由于血管的扩张和排汗，会导致热量加速散失。因此喝酒不能够御寒，如果不注意保暖，甚至会感冒或者生冻疮。

四、情志活动

《素问·四气调神大论》云："冬三月，此谓闭藏，水冰地坼，无扰乎阳，早卧晚起，必待日光。使志若伏若匿，若有私意，若已有得，去寒就温，无泄皮肤，使气亟夺，此冬气之应，养藏之道也。"这是《黄帝内经》中强调冬天需要使神志内藏，像隐私一样不外泄，像得到宝物一样不外露。要远离严寒之地，靠近温暖之所，不要让肤腠开启出汗而使阳气大量丧失。这乃是顺应冬气、养护人体闭藏机能的法则。

冬季养生，重点在于"藏"。中医学强调"神藏于内"，是有积极意义的，尤其是在人们激烈竞争的今天，更有其重要价值。国内外有关学者非常重视思想清静与健康关系的研究。生理学研究证实，人在安静时，生命活动中枢的大脑又回复到人在儿童时代的大脑电波状态，也就是人的衰老生化指标得到了"逆转"。社会调查发现，凡经过重大精神挫折，思想打击之后，又未得到良好的精神调摄，多种疾病的发病率会明显增加。社会实践证实，经常保持思想清静，调神养生，可以有效地增强抗病能力，减少疾病的发生，有益身心健康。

要使"神藏于内"，首先要加强道德修养，少私寡欲。儒家创始人孔子早就提出"仁者寿"、"大德必得其寿"，这是很有道理的。从生理上来讲，道德高尚、光明磊落、性格豁达、心理宁静，有利于神志安定，气血调和，人体生理功能正常而有规律地进行，精神饱满，形体健壮，这说明养德可以养气、养神。少私，是指减少私心杂念；寡欲，是降低对名利和物质的嗜欲。如若不然，私心太重，嗜欲不止，欲望太高太多，达不到目的，就会产生忧郁、幻想、失望、悲伤、苦闷等不良情绪，从而扰乱清静之神，使心神处于无休止的混乱之中，导致人体气机紊乱而发病。倘若能减少私心、欲望，从实际情况出发，节制对私欲和名利的奢望，则可减轻不必要的思想负担，使人变得心地坦荡，心情舒畅，从而促进身心健康。

"神藏于内"，还要调摄不良情绪，有所节制。人生活在世界上，总会遇到不顺心的事、不高兴的事，甚至是悲观、愤怒、兴高采烈等强烈的情绪刺激。遇事节怒，宠辱不惊，都是节制法在调摄精神中的运用。此外，亦可采取疏泄法，就是把积聚、抑郁在心中的不良情绪，通过适当的方式宣达、发泄出去，以尽快恢复心理平衡。

冬季精神调养除要做到"神藏"外，还要防止季节性情感失调症。同样，在冬天不要因枯木衰草、万物凋零而导致抑郁不欢、情绪低落，而仍要愉快、乐观、豁达。

五、药食

冬季是养生进补的好时节，很多医院或者医疗保健机构，都会推选膏方。阳虚或者气虚怕冷的人，即便是夏季也要注意适当补益。按照《黄帝内经》中"虚者补之"之言，如今许多人选择中药进补，那么哪些中药效果好呢？

气虚与阳虚都属于阳气不足，临床表现多为精神怠倦、食欲不佳、舌质胖淡、脉象细软等；而血虚和阴虚则源于阴血不足，症状是头晕目花、心悸气短、四肢无力、失眠多梦等。中医治疗虚症的原则是"虚者补之"，但必须根据不同的类型施以相应的补法。常用的为补气药与补阳药。人们喜欢用来煲汤的补气药有党参、黄芪、白术、大枣。对于经常全身乏力，疲惫不适，或气短，多汗的气虚人群，当用补气之品如高丽参、西洋参、太子参、冬虫夏草等。补阳药是能温补人体阳气、治疗阳虚证的药物，以温补肾阳为主，主治肾阳虚证。常用来煲汤的补阳药有巴戟天、杜仲、补骨脂。对于畏寒怕冷，大便稀溏，腰膝酸痛的阳虚人群，宜用鹿茸、海马、海龙等。

六、艾灸、温泉

《扁鹊心书》讲："保命之法，灼艾第一，丹药第二，附子第三。"因此，回阳保命，救绝续命，首选当属艾灸之法。那么神奇的艾灸方法，是从何处而来的？《素问·异法方宜论》云："北方者，天地所闭藏之域也。其地高陵居，风寒冰冽，其民乐野处而乳食，脏寒生满病，其治宜灸焫。故灸焫者，亦从北方来。"灸法是火在疾病治疗中的运用。寒冷的时候，人类利用火来对身体局部进行加热，有时发现通过灸焫或热熨某一部位，可以消除身体某种不适，这样的经验不断积累，灸焫法逐渐形成。此处的北方人类相当于我们今天讲的游牧民族，其地高陵居，内蒙古草原海拔确实比黄土高原还高，逐水而居，以乳制品为食，长期处于高寒的生活环境，肾经闭藏足，肾经化生出的消化酶相对足，所以奶制品对于北方游牧民族来说，很容易消化，但是对于东方和南方人来说，肾经本来就闭藏不足，消化能力差，就不容易适应，尤其是中原地区的人喝牛奶，效果更差，所以广东人就把姜汁和牛奶混到一起吃，叫姜撞奶。

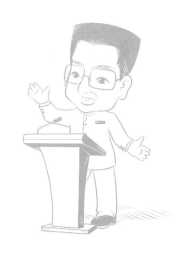

阳气不足，临床表现为精神怠倦、食欲不佳、舌质胖淡、脉象细软等；阴血不足，症状是头晕目花、心悸气短、四肢无力、失眠多梦等。

　　长期喝牛奶的蒙古人，为了去掉牛奶的寒性，通过饮热性的白酒来平衡一下，所以内蒙古人的酒量都特别大，但是切记，凉性的啤酒不能代替白酒，如果非要喝牛奶的话，一定要加一些热性的中药成分，以免出现一喝牛奶就拉肚子的状况。藏寒生满病，意思是北方人容易得浑身胀满、水肿的病，用艾条做艾灸是很好的办法，艾草曾是燧人氏钻木取火的材料，因为艾草有一个特点，捣成细绒时，引燃效果特别好，同时艾草具备的香味可以避开邪气、湿毒。古人们通过千挑万选，神农氏尝百草，艾草点燃后的气场和能量与人的气是最和谐的，波长也最为接近人体波长，所以艾灸之气才能渗透得更深。艾灸的热力好比冬日的暖阳，通过温通人体的很多阳性经络，把六腑加热，然后五脏里隐藏的寒气也随之慢慢融化，阳气

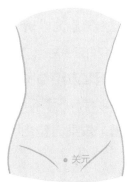

足，则百病不生。灸分好多种，古代人叫"壮"，把艾绒捏成小窝头、米粒大小，放在固定穴位上，艾绒从初生到烧掉的过程称为一壮，古人有句话叫"三年之疾，必求七年之艾"，意思是要用存放七年的艾蒿来做，这种艾的热力渗透力极强，还很温润，也可以把艾绒做成肚兜敷在肚子上，尤其是女子有妇科类疾病的，可以在关元穴那里着重放置。如果怕高温留瘢，就采用隔姜灸的方法。

　　长强位于尾骨端与肛门连线的中点，是督脉的起始穴。古人对这个穴位的形容是："循环无端之谓长，健行不息之谓强。"这句话表明了长强穴是保证人体气血循环的第一要穴。腰膝酸软、浮肿、男性阳痿、女性宫寒不孕等，都是肾阳虚的症状，这类人到了冬天也是会手脚冰凉，怎么睡都不暖的。这时候需要温肾补阳。

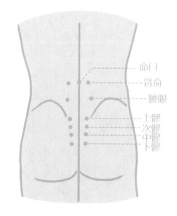

　　肾是先天之本、阳脉之根，肾阳在什么地方呢？就是在命门穴中。俗话说"傻小子睡凉炕，全凭火力壮"，这里所说的火力，就是命门所藏真火，称之为命门火。命门在

背后正中线，腰部两肾之间。艾灸命门穴，就像"煽风点火"一样，能够生发肾阳，让肾阳之火循经而行。平时没事也可以用掌心按摩命门，因为掌心的劳宫穴是火穴，有"添加命门之火"的作用。

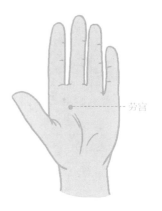
劳宫

关元穴是足三阴与任脉之会，又居下焦，真阴真阳关锁于此。故灸此温热之气，能直达精宫以助元阳。元阳，为全身之真阳，是五脏六腑阳气活动的动力。也可以说，是周身阳气之源，源足乃支流长也。持续艾灸关元，才能起到暖丹田、壮元阳、补肾精、益骨髓的疗效

其实，除了艾灸，还有一个极为舒服的享受。在人们的印象中，猴子总是喜欢在树上觅食或者玩耍，但日本的一群猴子却显得与众不同，它们最钟爱的一项活动就是泡在热气腾腾的温泉中，舒服地享受着冬日里的温暖。这些与众不同的猴子主要生活在气候相对寒冷的日本长野县，每到冬天来临时，它们的身上就经常会披满白雪，因此也被人们称为"雪猴"。在寒冷的冬季里，"雪猴"们最钟爱的活动就是泡在温泉水中抵御寒冷，有时它们一边泡着温泉，一边吃着采集来的各种食物，猴子们泡在热气腾腾的温泉里互相梳毛，十分悠闲，有的猴子舒服得昏昏欲睡。据称该温泉具有治疗肌肉酸痛和割伤的效果，对因日常争吵而受伤的猴子来说可谓理想的治愈场所，对它们的情绪起到了稳定作用。

人们泡温泉可以舒缓疼痛，增进关节活动度和血液循环、新陈代谢。温泉水的物理作用主要是来自水的浮力、静水压力与温度，浮力作用可以减轻身体脚部受重之外，同时还可以提供肌肉支撑，并且有效的降低肌肉紧张度，因此对肌肉关节疼痛和精神压力紧张有一定的舒缓作用。

泡温泉有助于缓解情绪压力，从而有利于改善睡眠质量，有失眠症状的人不妨可以利用泡温泉的机会，好好地放松一下身心。泡温泉的时候，温泉水可以在皮肤表面上形成温泉离子屏障，以此来减缓体表热散失，改善肢体循环，有保暖和御寒的效果。

以上这些呢是一些防寒、御寒的小办法，大家不妨试一试。

第十五集
赤日炎炎似火烧

　　《水浒传》中一场非常著名的桥段——智取生辰纲。是说，六月初四
（这是农历的，阳历来说应该是7、8月份），黄泥岗上，烈日炎炎。杨志率
领了十四个押解生辰纲的军汉、都管、虞侯，路过黄泥岗，正值炎热酷
暑，众人又累又渴。然而杨志怕此地有强盗出没，不让他们休息，采用简
单粗暴的辱骂和鞭打，更是惹得众人不满。正在争执之时，晁盖带着一拨
人，伪装成卖枣的客商出现了。经几番试探观察，杨志放松了警惕，坐下
一起乘凉。此时，白日鼠白胜挑着一担酒水，登场了，唱了一首攻心曲：
"赤日炎炎似火烧，野田禾稻半枯焦。农夫心内如汤煮，楼上王孙把扇摇。"
此时，众军汉看见有酒喝，纷纷要买，杨志却觉得有可能有迷药，拦着不让。
白胜是前一瓢掩饰，后一瓢下药，追这个，夺那个，让人眼花缭乱。枣贩
子痛饮，安然无恙，挑重担的军汉也放心了，将另一桶买来喝了，结果杨
志一伙全被麻翻，这就是脍炙人口的智取生辰纲。

　　说这是首攻心曲，首先是从不同的侧面渲染出了夏天天气的炎热，该
诗的一、二句"赤日炎炎似火烧，野田禾稻半枯焦"，是从天空写到地上。
天上烈日当头，骄阳如火；地上稻禾枯焦，土地干裂。恰逢大旱之年，酷
热难耐，庄稼被烤晒得枯焦了，押送生辰纲的人们，又将热得如何，就可
想而知了。三、四句"农夫心内如汤煮，公子王孙把扇摇"，从农夫百姓

写到公子王孙。旱情如虎，眼望着田里的稻禾枯死，一年收成无望，心如汤煮油煎一般，这是农夫心理的真实写照。那些公子王孙们，既不会在田间劳作，也不会推车挑担在路上行走，居然也热得受不了，不住地摇起扇子。这首诗从不同的侧面渲染天气的炎热，为押送生辰纲的杨志等人口渴思饮作铺垫，为小说后文中，杨志等人口渴买酒吃埋下伏笔，可以说是应情应景。

　　这是一个发生在夏天的故事，可以说这炎炎的夏日和描写夏日的诗，帮助了梁山好汉，离间了杨志与军汉，也同时激起了人们反抗当时权贵的心，推动整个生辰纲故事的发展，试想，如果生辰纲发生在冬天，可能梁山好汉们就需要另外谋划，也许就不会如此精彩与顺利。

一、暑的含义

　　提起夏天，第一个感觉就是热！推开门，特别是从空调房里一出来，便能感受到一股热气迎面而来，热浪滚滚。太阳似火球一般，炙烤着大地，空气闷热，地面滚烫滚烫的，近几年总听说有好事者，在汽车上，或者地面上，打个鸡蛋，结果煎熟了，说明地面温度极高。狗躲在阴凉处，伸出长长的舌头"嘘嘘"地喘着粗气；知了使足了劲"知了，知了"地叫唤着。不得不外出的人们，穿着短而薄的服装，常常抱着冷饮，还是出汗，总之十分难熬。我们将这种夏季的热，称为"暑"。

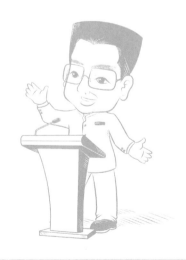

暑是有季节性的，也就是夏天独有的。
　　暑属于阳，暑也是热之极。

"暑"这个字上面一个"日"，下面一个"者"，"者"不仅是指人，还包括世界上的万物，所以"暑"即有太阳下炙烤的万事万物之意。因此也有"小暑、大暑，上蒸下煮"的民间谚语。小暑这个节气可以说是炎热的开始，而大暑则到达一年中炎热的顶点。

在朝鲜，上元节的早晨到处都是"卖热"声。传说，只要你应了他的话，他的热就卖给你了，一年之内他就不会再受暑热的煎熬了。暑热之气，蒸蒸灼人，这大概是人人都有过的感受。朝鲜人于上元节以"卖热"的方式防暑的风俗，是人们企图避免暑热伤害的一种美好愿望，而暑热自然是卖不掉的。

我们也有"小暑大暑，上蒸下煮"这样的谚语。说小暑是热之始，大暑就是热之顶点。所以在《黄帝内经》当中也有这样的语言，叫做"阳之动，始于温，盛于暑。而阴之动，始于清，盛于寒。"就是说这暑属于阳，阳刚开始发动以后是属于温的，没那么热；等到热之极致就变成了暑，所以叫盛于暑。换句话说，暑也是热之极。

另外大家要注意一点，这个暑实际上它是有季节性的，也就是夏天独有的。因此《黄帝内经》当中也说过"彼春之暖为夏之暑，彼秋之忿为冬之怒。"实际上就是说，春天是气温开始暖和，而到夏天暑来临了。这里实际上突出暑的季节性。

暑是是夏天独有的，具有明显的季节性。因此，中医认为暑乃夏季主气。暑为火热之气所化，暑气太过，伤人致病，则为暑邪。暑邪致病，有明显的季节性，主要发生于夏至以后。可见暑邪为患，有一个十分重要的节气，就是夏至。《素问·热论》中云："凡病伤寒而成温者，先夏至日者为病温，后夏至日者为病暑。暑当与汗皆出，勿止。"

二、暑邪伤人的途径、表现

前一段有报道，说安徽有一位快递员，在40℃的高温之下顶着大太阳送快递，结果猝然昏倒，最后就没醒过来，抢救无效，不幸去世了。而实际上，列队中突然晕倒的这类的报道也很常见。尤其像一些大的城市，楼高、路宽，虽然树比较多，但是树冠都不是特别大。因此，城中心的气温要比城外的、郊区的气温高，所以很容易发生中暑的情况。

中暑以后一般会出现头晕、眼花、耳鸣的感觉，伴随着口渴、心慌、四肢无力，人会变得比较疲劳，不愿动弹，而且还有恶心、呕吐、发烧的症状，严重者甚至突然昏倒、不省人事。有了这套症状，我们就知道可能是中暑了。所以，对这种情况我们就要注意，一定不要再在烈日下照射，避免危险发生。

我们学校，每年夏天都有体育达标测试，有时候到晚上快吃饭的时候，还可以看见同学在操场上跑圈。一问是干嘛呢？是在体育测试。有人就问了，说那个体育测试怎么不早点开始啊，都到晚上快吃饭了，还在那儿测试。这实际上也是学校考虑到不要在烈日直射的情况下让同学去跑圈，所以一般来讲都是往后错一下，太阳照射没有那么强烈的时候才开始进行体育测试。所以如果测试的同学比较多，就会出现吃晚饭的时候还没有完成测试的情况。

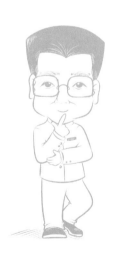

暑邪致病具有炎热、升散、兼湿的特性。中暑后一般会出现头晕、眼花、耳鸣，伴口渴、心慌、恶心、呕吐等，严重者昏倒、不省人事。

凡夏至之后，立秋以前，致病具有炎热、升散、兼湿特性的外邪，称为暑邪。一般我们在日常生活中也经常会遇到"中暑"的情况。比如在高温的环境下出现头痛、眼花、耳鸣、头晕、口渴、心悸，常常会有大量出汗、口渴、明显疲劳、四肢无力、头昏眼花、胸闷、恶心、注意力不集中、四肢发麻等。这些还算是受了暑邪后比较轻浅的状况。有的严重者，会出现面色潮红或苍白、大汗、皮肤湿冷、血压下降、脉搏增快，甚至过度出汗；恶心、呕吐；瞳孔扩大，大量出汗、皮肤湿冷、脉搏加快；昏厥，昏迷，高热甚至意识丧失等现象。所以，我们一提到中暑最直接的印象就是"一个炎热的天气，阳光特别足，还有点闷，突然有一个人就晕倒了。然后周围的人赶紧把他抬到阴凉的地方，灌水，掐人中，把领口稍微松一松"，同时还得喊两句"大家不要围着，让患者透透气"。上面的情况可以说是中暑的最典型的表现。

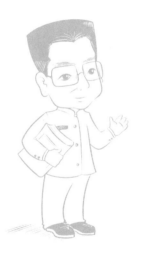

高温、湿热容易使人中暑。老年人、体质差的人，经常在夏天出现心慌、不爱动等，也归为"暑"的范畴。

尤其有些上班族，大家也都知道，早高峰、晚高峰，这个时候公交车里边、地铁里边可能是很闷热的。闷热让人透不过气来。尤其是在暑天，雨水比较大，下完雨以后，太阳再一蒸，造成了天气闷热状态。车厢里边人多，热量就大。所以很可能出现一些头晕、眼花，站不住，身体发飘，甚至恶心、呕吐、打嗝儿的情况。这也是一种中暑的反应。

还有一种情况，有一次北京下大雨，雨太大导致北京地铁1号线的一列地铁突然就停了。本来地铁突然停运也不是很大的事，而且还可以说明地铁的应急机制还是有保障的，工作人员马上处理一下，用不了多久也就可以继续运营了。但是不巧的是，当天下大雨影响路况，马路上堵车很严重，并且还赶上了早高峰，所以人们都来搭乘地铁，导致尽管下着大雨，地铁里边还是特别多的人。平时坐地铁人多也就是觉得有点拥挤而已，但是不巧的是，地铁停的时候里面的空调也停了。这样一来，人多、天热、不通风，没过多长时间就有人晕过去了。这种情况还有很多，比如坐火车的时候突然停车了，现在火车的窗户都是封闭的，一旦停车，车上没有空调，很快人就受不了了。再比如有的时候坐电梯，突然电梯停电了，再加上天气热，电梯里边的人再多点，也很容易有人晕倒。上面说的几个例子，与典型的中暑表现有所不同，主要的区别就是没有太阳直射。但高温，空气少，憋闷，大汗等现象与典型中暑的表现是相同的。为此，中医一般也会把这些情况归到中暑中，用治疗中暑的方法治疗，往往会有很好的疗效。

前一段看过一个报纸，报道说动车出现点问题，中间停运了。动车的玻璃、门都是电动的、无法打开，空调也没了，如果再加上动车里有很多人的话，那么停在半路上停一个小时、两个小时，你想想车厢里头将是什么样？所以我也看过那视频，有些人就把衣服全脱了，光着脊梁，可是即便这样恐怕也解决不了问题。这个时候，车厢里就有人中暑了。中暑以后呢，别人不能围着他，因为你越围着他可能越热，越透不过气来。所以中暑可不单单是太阳直射所造成的，这种闷热的环境也是可以的。

另外还有一种情况，中医也将其归为"暑"。比如，老年人、体质差或者心脏功能不太好的人群，一旦遇到天气突然变化，或者比较极端的天气的时候，一般就会表现出来不适。经常一到夏天，天气开始闷热，不仅热，而且闷，一点风都没有，出门没几分钟就满身大汗。这种天气年老体弱的人就容易出现不适。有一部分人知道自己以前有心脏的问题或者其他的一些疾病，觉得是天气变化导致自己"犯病了"。也有一些平素不太重视自己身体的人，会突然出现晚上睡觉做梦比较多，有时候心慌，身子懒，不爱动，有的时候情绪也不稳定。像这些现象中医也会将其归入到"暑"的范畴中。这些中暑的情况与典型的中暑区别更大，但是用治疗中暑的方法治疗这些疾病也会有一定的疗效。

暑邪为患其实危害很大，特别是现代化程度如此高的今天，人们对于暑热的适应性，越发的降低了。关于暑邪与其他疾病的鉴别和治疗较为复杂，往往需要医生来处理，希望大家能够重视，及时就医。

"中暑"，这个词大家一般都知道。中医讲暑气，一般在夏天的时候多见。夏天给我们最直接的印象就是"热"。尤其是在一些大城市中，这种热表现得更加明显。像北京，楼高、路宽、树种的也挺多，但是树冠都不是很大，风也少。这种情况，在路上走时间长了，很容易就中暑了。很多人都有这方面的经验，尤其是夏季长时间在太阳下劳动或长时间进行户外运动的人。一般中暑都会有一系列阳热症状，如高热、心烦、面赤、脉洪大等。如《素问·生气通天论》中论述到"**因于暑，汗，烦则喘满，静则多言，体若燔炭，汗出而散**"。

一般这种情况大家也都会采取一些应急措施，比如将患者抬到阴凉通风的地方，让患者平躺把头稍微垫高一点，解开扣子脱去多余的衣服，用清凉油擦太阳穴，给患者喝水等。所以，从我们平时的生活经验看，一般特别热的天气下，就容易出现典型的中暑现象。热为阳，暑的最明显的特点就是一个阳的表现。为此，暑为阳。暑其性炎热主要就是讲，热是典型暑证的最明显的特点。

一种情况是伤暑，主要是与中暑相区别。中暑一般起病急，病情重，但是很容易引起我们的重视。像我们前边讲的，我们生活中都有这样的经验。伤暑一般起病缓、病情轻，不易引起我们的注意。造成这种情况的原因主要是两点，一个是暑气本身就是夏季的主气，很多人觉得夏天热点很正常，所以对身体发热并不放在心上。另一种情况就是年老体弱之人。本身这类人群的正气不足，感受暑邪之后的反应并不是很明显，所以这类人群对暑邪也不是很重视。但是暑邪除了热的特性以外，还有其他的一些特性。随着时间的推移，一些其他的特性就慢慢地显现出来了。最常见的一个表现就是情绪、睡眠、饮食方面的改变。也就是中医所说的扰神、夹湿，这一点在后面会讲到。

伤暑起病缓，它的发热与暑季正常的发热对于普通群众来说很难区别。但是触冒暑邪还会有一些其他的症状，如情绪失常，总是觉得工作不顺心，总想发火。再一个是精力不旺盛，每天都感觉疲惫。这种情况还要与湿邪鉴别。但总的说来，遇到这些症状最好是找医生看一下，在医生的指导下用药。在这里主要是提醒一下，现在的夏季，尤其是在城市里，特别是在大城市里生活的人群，工作压力大，城市中会有热岛效应，而且城市中几乎很难有风，所以我们感受到的温度往往比天气预报上写着气温高一些。这也不是说天气预报测得不准，而是天气预报的测量环境和我们生活的环境还是有一些差别的。为此，大家不要看天气预报上说气温不是很高就觉得没事，而不注意避暑。年老体弱的人群千万要注意，年富力强的人群也要注意。

　　除此之外还有一种情况也很常见，但是很多人遇到这种情况后的处理都不太恰当。这种情况就是夏天的时候突然发热、头疼。以我们日常的经验看，冬天头疼、发热应该就是被冷风吹到了，基本上很多人就自己给自己开个药，去药店买点回家吃了也就过去了。夏天突然身体发热、头疼，大家可能就觉得，夏天天气这么热，肯定不是像冬天那样是被冷风吹到了，肯定是热的，再加上感觉身体发热，就根据自己的生活经验和中医知识的普及，"热者寒之"，自己给自己开个方。大家就开始使劲吹空调，吃去火的食物。这样处理了之后，有的人可能开始感觉有点效，后来就没什么作用了，而且越来越不对劲。也有人开始就没有缓解，反倒是病情加重了。这种情况叫做"阴暑"，就是暑季伤寒。

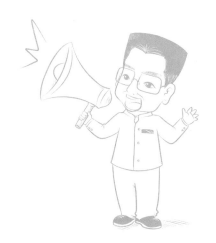

伤暑一般起病缓、病情轻，应与中暑区别。
"阴暑"是暑季伤寒，也要引起人们的注意。

　　我原来住在鼓楼的脚底下，当时住的是一个小的四合院。四合院里面有一棵大榕树，把小院给遮得严严实实的。一到夏天，这里非常凉快，特别舒服。我们家对门邻居一到夏天，就特别喜欢拿一个躺椅坐在那个小院里面，一睡就睡到半夜再回屋睡觉。有一次就睡到天亮才醒过来。结果出现头晕、眼花、走路不稳、恶心、呕吐这类症状。而且还有点发烧、怕冷。我一看这是中暑了，给他吃了点藿香正气散，这人就好了。

　　这类患者的情况是，虽然没有受到太阳直射，没有那种闷热的环境，但是由于时间是在夏季，这个季节里自然界存在着暑邪，它在人入睡以后，可以趁着人体体表的卫气暂时虚弱之际，跟着阴寒之气，顺着皮肤侵犯人体。这个时候暑邪和阴寒之邪可以阻挠气血的运行，产生一些暑病的发生。所以古人把这种中暑又称作阴暑。

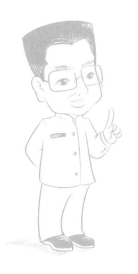

暑邪趁人体卫气虚弱时，跟着阴寒之气，顺着皮肤侵犯人体，阻挠气血运行，称为阴暑。

　　现在这样的情况非常多，主要是因为生活水平提高了，天热的时候可以吹空调，夏天在外边活动了一段时间之后，突然进到一个有空调的房间，就会感觉屋子里边特别凉。再加上空调的风速开的大一点，就把人给吹病了。当然这也有一个问题，说现在生活条件好了，我这病是空调吹出来的。空调能吹冷风，夏天给我吹伤寒了我是可以相信的。但是古代也没有空调，古代人就知道阴暑，也就是暑季伤寒，中医难道还能提前预知，这也太神了吧。其实，这种困惑主要是因为我们对古代的想象都是从现代生活的角度去思考的。我们觉得古代没有电扇，没有空调，所以古代人生活的图景就是把我们生活的环境中去掉空调和电扇就是古代人的生活了。其实不然，古代尽管不能用电力来扇风，但是可以用人力来扇风。同时古代人也有冰窖，冬天把冰储存好，夏天的时候把冰取出来降温。有人会觉得这都是富裕人家才能享受的生活，贫苦百姓根本不能靠这些降温。但是，贫苦百姓也不会追求雅致，夏天基本上就是"光着膀子"在阴凉的地方纳凉。所以，在水边阴凉的地方被凉风吹一下，也有可能造成暑季伤寒。同时还有一个原因就是过度吃生冷的食物。到了夏天大家可以吃冰镇西瓜，喝冷饮，冰镇啤酒，吃雪糕等。这种情况中医说**"形寒饮冷则伤肺"**，夏季本身阳气就是外越，整个人体的阳气都布于人体的肌表。这种情况下，体内则相对处于一种虚的状态。大量进食生冷的食物很容易造成暑季伤寒。这种情况在现代更加严重，以前也就是把西瓜放到凉水里冰一下，现在可以把西瓜放到冰箱里。而且现代人比较喜欢喝凉饮料，这也是造成阴暑的一个重要原因。前一阵有个笑话就说，一个卖茶叶的推销员给陌生人打电话推销茶叶，就问了您平时经常有喝茶的习惯吗？那人就说有啊。推销员就问，您平时都喝什么茶呢？我们这有绿茶、红茶等。那人就说，噢，我平时喝的是，冰红茶。

　　这种阴暑和中暑邪的区别可以从兼夹症来区别。阴暑一般会兼有不出汗、怕冷、身体肌肉拘急、酸痛，有的人还可能会有呕吐、腹泻、腹痛等症状。儿童得这种病非常多见，主要是由于儿童身体功能比较弱，脾胃也很虚弱，对外界变化非常敏感，而家长又在看护中会过于娇惯，给儿童吃很多冷饮，长时间吹空调等。

　　另外我还见到一个50岁的女性病人。50岁女性基本上处于更年期的这么一种状态。这人身体毛病比较多，又有血糖高、又有冠心病，还有高血压。经常心慌、气短，睡眠还不太好，而且还经常情绪不稳，经常发怒。吃中药调理得还不错，一切情况都有好转，病人心里比较高兴。虽然情绪还不是那么稳，不过周围的人能够接受她了。但有一段时间，虽然吃着中药，但病情又有反复了。她说自己最近老感觉到不太舒服，虽然血糖是正常的，但是人总感觉疲乏、无力、没有食欲，不想吃东西，而且还恶心，经常头昏沉。究其原因，最后我发现，因为给她降血糖的医生告诉她，要想把血糖降下来不能光吃药，吃完饭以后要去运动，要去锻炼。她家周围有一个大广场，她就天天吃完饭以后到广场里去锻炼。到了夏天以后，天气变得很热，她自己也知道这一点，说天气这么热，我就不能在这大广场上锻炼了，所以她也趁稍微凉快点的时候去锻炼，但是活动量并没有太减少。患者很听大夫的话，吃完饭以后赶紧去锻炼，锻炼完了以后，还要急着回来去测血糖。她要测餐后两小时血糖，一测血糖是正常了，她心里就挺高兴，她觉得自己身体状况就是好了，病就好了。虽然血糖是比较正常了，可是人的感觉却越来越下降了。这种情况也是偏于一种中暑的情况。所以我们讲，老年人或体质差的人，或者是心脏有点不太好的这种人群容易中暑。

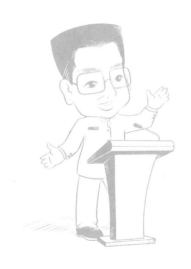

伤暑的原因：太阳直射、闷热、贪凉饮冷、体质弱和老年人容易发病。

　　而总结一下伤暑的原因，主要有这么几个方面：一是受到了太阳的直射；第二是虽然没有太阳直射，但有闷热的环境；第三，虽然没有闷热的环境，也没有太阳直射，但是在暑天里贪凉饮冷了；第四要注意的是，体质差的人和老年人容易发病，所以这类易患人群一定要注意防暑降温。

　　前一段有一个新闻报道，说南京有两位老人，这两位老人是高校老师退休，平时非常的节俭，家里头也没安空调。但是这个夏天就出现了意外，双双离开了人世。所以在这里呢我们想特别的提醒一下，大城市，它跟农村、跟郊外还是不太一样，刚才我说过了，它的气温还是偏高的。因为高楼多，马路多，汽车也比较多，它有热岛效应。所以有的时候呢，我们经常看天气预报，说天气预报报的气温没有那么高。说今天一看报了才34℃，但真正的感觉呢好像不止34℃。有人说，说这个天气预报报得不准，实际上不是这样。因为这个天气预报测的这个环境跟你所在的环境还是有区别的。所以我们讲，我们城市里边尤其要注意防暑降温，特别是老年人。

三、暑的致病特点——暑为阳邪

（一）易袭阳位

说到这儿，有人会问了，这个暑伤害人体的什么部位呢？我们讲暑为阳邪，也就是刚刚提到的《黄帝内经》中的说法：**"阳之动，始于温，盛于暑。"** 而属于阳邪，就会容易伤人体的阳位，也就是说它很容易就跟阳位结合起来。所以刚才我说的暑的一些症状，头晕眼花，耳朵、口干、口渴、鼻子堵、恶心、呕吐，都是往上走的，都是阳位，在上在外，包括四肢无力、汗出、心慌、气短等，全是在人体上半部。这是说暑为阳邪，易伤阳位。

《黄帝内经》当中也有过这样的语言，叫做**"暑则皮肤缓而腠理开。"** 暑为阳邪，阳就是向上向外，所以它有一种升散的作用。暑伤人以后，就可以伤我们的皮肤，造成腠理缓，开放。开放以后，汗就出来了。所以中暑的人有一个共同的表现，就是汗多。尤其昏倒的病人，往往是大汗淋漓，这就是中暑的一个突出表现。这是由于暑伤到了皮肤，使得腠理开泄，汗就出来了。

现在中医养生做得好，大众的普及率也高。很多人都知道四季养生有个顺口溜，叫"冬吃萝卜夏吃姜，不用先生开药方"。这里讲生姜是温热的食物，夏天吃生姜是因为夏天脾胃阳气虚少，吃生姜可以温脾胃。预防腹泻等疾病的发生。造成夏季脾胃出现阳虚的原因，主要就是暑气为阳，具有向阳位趋向的特性。体表和脏腑相比较，体表就为阳，脏腑就为阴。所以，一般体表就有阳盛，而体内就偏于阳虚。吃点生姜不仅可以温补一下脾胃的阳虚，同时生姜还具有散的功效，可以通过发汗来发散和调节体表的阳盛。这里就有一个问题，主要是科学技术发展了，我们现在发明了温度计，可以用温度计准确的测出人的体温来。更先进的可以用红外线，一下就能看出来哪里的热量最高。这样一测就发现，内脏的温度比体表的温度高。然后就有人说了，中医这个地方有问题，中医说体表阳盛体内阳虚，阳就是热，可是明明体内温度要比体表温度高。然后就引申出了一系列的问题，比如，中医不定量、中医不准确等。搞中医的在这里也会引发出一系列的理论，比如阴阳不是物质层面的、是精神层面的，表里不是具体的是抽象的等。然后就有人提出来和稀泥的讲法，道理讲不通就不要讲了，我们看疗效就可以了。这种和稀泥的讲法现在很有市场，但是存在极大的问题，这里简单说两个，一个就是违反伦理，相当于是医生在不能解释清楚的情况下把患者置于一个检测的位置，将医疗行为篡改成了试验行为。第二个就是这种方法可以检测已有的知识，但是封锁住了发现新知识的道路。

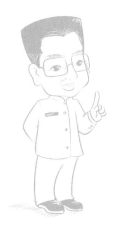

暑为阳邪，易袭阳位。暑伤到了皮肤，使得腠理开泄，故中暑常常有大汗淋漓的表现。

其实，上面的问题主要在于提出问题的人对中医理解的不够到位。这里所说的体内阳虚，体表阳盛不是说体内温度比体外低，而是说体内处在一个阳虚的环境中，体外处在一个阳盛的环境中。再进一步解释，这里的阳虚阳盛指的就是温度的高低了。估计这里就会把很多人绕晕了。其实道理很简单，从冬天到夏天，外界温度逐渐升高，体表所处的环境温度逐渐也升高了，这就是阳盛。这么解释体表阳盛好理解，但是体内阳虚怎样理解呢？其实体内阳虚主要的原因还是在于饮食。有一个广告说"透心凉，心飞扬"。其实我们仔细观察一下我们的饮食习惯，从冬天到夏天我们吃的食物是越来越凉的。难道说我们中医人就认为吃点凉的食物，人体内的温度就会有一个大的改变？人又不是变温动物，怎么可能？这里我们说的不是脾胃的温度降低了，而是从冬天到夏天，我们越来越将脾胃置于一个寒冷的环境中，脾胃所感受的热量越来越低，这样就是一个阳虚。

从上面这个解释，我们可以看出中医与日常生活中的经验不相符的地方，很多时候和中医是不是量化，中医是不是不准确并没有很大的关系。很多时候主要是因为我们对中医理解的不够到位。中医讲取象比类，我们经常说的阴阳、风寒暑湿燥火等都是类，具体到各个情景之中，我们还要知道具体的象。所以中医强调象思维。很多人对中医浅尝辄止，看看书，知道阴阳五行之类后就开始妄加评论。而且有些人学中医急功近利，总觉得把阴阳五行之类的学个透彻，学中医就可以一通百通了。这些想法和做法都是不可取的。中医强调师承，强调跟诊，主要就是让大家去理解有哪些具体的象、怎样去比类等。总之，中医强调知常达变，举一反三，书本上和书本外的功夫都需要我们重视。

（二）暑易伤气

另外一点，暑可以伤阳位，所以暑可以伤我们的气。《黄帝内经》当中也有这样的话，叫做**"寒伤形，热伤气。"**我们人体，形是外表，这属于阴，气在里是无形的，这是属于阳。寒邪是属于阴的，所以它容易和我们的形体结合起来，寒伤形。而暑、热是属于阳的，可以和我们人体的阳结合起来,就是热伤气。暑侵入人体,耗气伤气,所以中暑的人有一个突出的表现,就是四肢无力,人体疲乏无力,所以《黄帝内经》也有这样的语言,叫做气虚身热,得之于暑。也就是说如果人体出现的气短、乏力、身热的症状,可能是跟暑邪是有关系的。

暑是怎么伤气的呢? 刚才我已经说了一个现象,就是伤暑以后可以导致大汗淋漓,汗出过多。汗是什么呢?《黄帝内经》当中讲,所谓的汗叫做阳加之于阴为之汗。所以我以前也说过,出汗,别只以为是津液被伤了,津液被伤的同时,人体的阳气也随之外泄。阳气随之外泄,气就被伤了。所以暑也可以伤气。在这里,也提示一下,有人认为,一学中医,认为属于阳的可以伤阴,这就是所谓的阳盛则阴病。而属于阳的就不会伤阳了。实际上不是这样的。阳盛可以伤阴,可以煎熬阴津,导致津液的减少、津液的被煎熬。但是阳还可以伤阳,这一点大家一定要记住。

因此,治疗暑病,有著名的方子,叫做清暑益气汤。他不说清暑养阴汤,他说清暑益气汤,这便是针对暑可以伤人体的气而言了。虽然清暑益气汤有两张,同一个方名,但是方子的组成不太一样。一个就是李东垣《脾胃论》的清暑益气汤。它重在清暑、益气、燥湿、健脾,用一些人参、黄芪、苍术、白术,它要益气,要清暑,还用一些橘皮、泽泻、升麻这类的药物以燥湿、健脾。而另外还有一个方子,是清代王孟英《温热经纬》里的方子,他那张方子也叫清暑益气汤,他也用人参、党参。但是他更多的是在清暑的基础上益气。还要去养阴,他里边除了有西洋参这样的药物之外,还有石斛、麦冬、荷梗、西瓜翠衣这类的药物,一方面要益气,另外一方面要养阴。我认为,虽然二者不太一样,但是清暑是共同的,益气也是相同的,说明暑热伤气,也就是说阳邪袭阳位也是非常重要的一点。

（三）暑扰心神

暑为外邪,人体的最外表是我们的皮肤。所以暑可以从皮肤进入人体伤人,同时,暑还是外邪,外邪是一种气,通过我们口鼻伤人。而我们脏腑之中，谁跟暑是一类的呢？是心，所以暑邪非常容易伤我们的心脏。在《黄帝内经》当中也有这样的话，叫做**"其在天为热，在地为火，在脏为心，其性为暑。"** 所以暑邪从口鼻而入，伤人体主要伤人体的心脏，伤人体心脏以后会导致一系列的症状。所以中暑的人有一个症状就是晕倒，晕倒是一个不知人，意识丧失的状态。呼之不应，因为中医总说**"心为君主之官，神明出焉。"** 心是主神志的，所以一旦心神被伤，心不能够主神志，会导致神昏，甚至还会出现谵语、郑声，也就是胡言乱语。同时，中医讲，我们的心，它外头有一个心包络。心包络是护着心的。所以中医也一直说诸邪之在于心者，真正的在于心吗？皆在于心之包络。也就是说外邪伤我们的心脏，不是说真正就伤到心了，而是伤了心的包络。这个包络《黄帝内经》中称膻中。所以又**把膻中称为"臣使之官，喜乐出焉。"** 他是把我们心主神志这套东西传达于外的。所以当这个时候邪气伤心包络，伤膻中，人就可能会出现神志昏迷、胡言乱语。因此，在《素问·生气通天论》中很明确的表述到**"因于暑，汗，烦则喘满，静则多言。"** 这段原文，它说由于暑伤了人，首先会出现出汗。那就是大汗淋漓。有时候你一看脸色苍白，我们称叫冷汗出，实际上是大汗淋漓，好像这人虚脱了。"烦则喘满"这是说明人可能会产生心悸、心烦、心慌，可能会见到喘呵，喘那就是喘满，呼吸不利，气不够用。满，满实际上就指胸闷，胸口满闷，憋闷不舒，喘不过气来，也就是非常的憋闷，憋气。这是一种动态的一种表现。

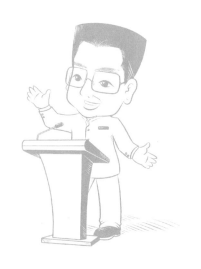

李东垣《脾胃论》的清暑益气汤。它重在清暑、益气、燥湿、健脾，用人参、黄芪、苍术、白术益气，用橘皮、泽泻、升麻以燥湿、健脾。

那么还有一种什么呢？静则多言。静是相对于这种烦来说的，实际上烦指是没有晕倒，所以可以见到一些症状。而这个静是晕倒不省人事了，静就是有暑邪伤了心，导致心主神明功能减退。"静则多言"，这个多言实际上是言语比较多，医学上叫郑声，也就是语言比较多，但是没有逻辑。而且声音也不太大。这是由于暑邪伤阴，伤心阴、伤心阳的表现，也就是我们所说的这人可能有点昏迷，昏迷的期间嘴里还得叨唠着一些事情，喃喃自语，但说的是什么，别人也不太清楚。有人讲，叫说胡话了。这是由于暑可以伤我们的阳位，既伤我们的皮肤，也伤我们的气，还伤我们的心脏所导致的。

第十六集
"咄咄逼人"的暑气

一、暑性升散

在开始这一讲之前，我先问大家一个问题，鸡蛋壳会不会在天空中飞起来？我想一定有人会觉得有些荒诞。但是在公元前140年左右，西汉时期淮南王刘安门客编写的《淮南万毕术》中，就记载了鸡蛋壳在大风中飞扬一事。书中说："艾火令鸡子飞。"东汉高诱注释说："取鸡子去其汁，燃艾火，纳空卵中，疾风因举之飞。"据此推知，将鸡蛋内蛋汁吸尽（大概尚需烘干蛋壳），通过其一端小孔将燃烧着的艾草插入壳内，在疾风下高举蛋壳，蛋壳将自行飞扬。这是由于燃烧着的艾草使壳内温度升高，加热壳内气体，并将气体从小孔排出，整个蛋壳比重减小，加之疾风影响，因而在空中飞扬。其实说起来，这个道理和我们每逢正月十五、八月十五等传统佳节放的许愿灯如出一辙。说起这种许愿灯它还有一个名字，叫做孔明灯。

孔明灯是诸葛亮发明的，起初也用于军事，相传有一年中秋时节，孔明与司马懿打仗，孔明为了声东击西，特别研制了一批能够放飞到天上去的灯，并在中秋之夜，在一处没有驻军的荒凉地带连续燃放，使夜空中一下子出现众多的灯火。司马懿不知是计，看到这一空灯火后，以为孔明忘乎所以，让部下欢度节日耍乐狂欢。于是连夜出击，大举进攻。结果落入圈套，被孔明打得一败涂地。为了纪念这位足智多谋的军师，人们纷纷仿制孔明灯于中秋之夜燃放，以后世代相传。其实，我们所知的飞行器热气球，也是这个道理，都是运用暑热具有向上蒸腾、升散的作用，使物体趋于向上、漂浮。

有人不免要问，为什么暑邪具有这样的性质呢？其实所谓暑邪，是夏季独有的邪气，从夏天的气候特点我们就不难感知暑具有炎热的特点，具有火的特性，《尚书·洪范》云"火曰炎上"，你看看自然界中的火焰，都是向上的，进而总结出火具有向上蒸腾的特点。在《黄帝内经》中也将具有向上特性的疾病，归结为具有火热特性，并进一步指导临床诊治。如《素问·至真要大论》中也有"诸逆冲上，皆属于火"之言，将气机急促上逆的病症，如急性呕吐、呃逆、吐血、喘促等症状病机大都归属于火。还有一种病叫做奔豚，发病时小腹这儿好似有一股气往上冲，越往上冲身体越难受，就好像奔跑的小猪一样，所以叫做奔豚，这种症状也与火有密切的关系。

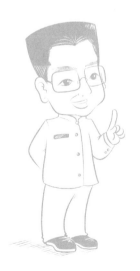

气机急促上逆的病症，如急性呕吐、呃逆、吐血、喘促等症状病机大都归属于火。

那么对于季节来说，夏天便是这种火热最盛的季节。《素问·至真要大论》云："阳之动，始于温，盛于暑。"因此暑也同样具有这种属于阳的，属于火的特性，具有向外向上蒸腾、升散的作用。就人体来讲，在上、在外的位置就属于所谓的阳位，也就是暑邪容易侵袭的部位，而这阳位具体指的是哪些地方呢？答案无外乎我们的头，也就是人的最顶端，以及胸部、皮肤等。所以，向上、向外、具有升散作用的暑邪伤人时，首先侵犯或到达影响的便是皮肤外表、头、胸等这些阳的部位。

二、暑的表现

（一）暑热汗出

暑的这种向上升和向外散的作用，往往通过一些具体的物质表现出来，其中最为直观的，最让大家熟悉的，莫过于出汗。说到出汗，这恐怕是我们最常见的生理现象了。在比较热的天气，约三五好友，吃着火锅，最好是地道的四川重庆火锅，感受着食物在汤锅中上下翻滚，保管你能出一身大汗。即便不是这样一个吃火锅的场景，在夏季出汗也是最常见不过的生理现象了。在大太阳下，女生往往打着伞，穿着裙子，男生也尽是短装，还禁不住一身的汗。一到夏天，无论是南方还是北方，最高温度均达到了30℃以上。"哪凉快哪待着去"真不是一句骂人的话，这绝对是最真挚的关怀，是最深藏不露的爱。

我们有一次去开会，去的是安徽。开会的时间是7月末8月初的那么几天。开会时在宾馆里边住着，吹着空调并没什么特别的感觉。会议结束，临走的前一晚想去买点吃的路上备着，于是琢磨去周围超市看一看，因为宾馆后门不开，所以会务组同学就带着我们从前面绕了过去，这样来回就相当于饶了宾馆一周的距离，走路用了不到20分钟，结果回来的时候，就出了一身汗，甚至有一个男同学，整个衣服就像洗了一遍一样。这说明在夏天，人可以有大量的汗出。

我曾经在南方见到一个小伙子，自己发明了一种刮刮卡，天气一热满头满脸满身的汗，脸上的汗用纸巾、手帕都擦不过来，于是掏出钱包，拿出一张银行卡，在额头上一刮，滴滴答答，汗就全下来了，脚下湿了一片。实际上这也说明了夏天出汗较多的现象。

所以在《黄帝内经》当中也就讲了，天暑衣厚，令人汗出。在成语中，形容男生流汗，往往是用挥汗如雨、汗流浃背这样的成语。而女孩子出汗，则有一个较为雅致的成语，叫做香汗淋漓。有人就难免问，汗到底是什么？为什么有的就称为香汗，有人的汗味却不那么让人愉悦？

那么首先我们先了解下汗是什么。汗其实与人体的水液相同，与我们人体排出的尿液也是同源的。在夏天我们人体大量出汗，尿液便减少；而冬天人体不出汗，相应的小便量就增多，都说明了这个问题。那么人体为什么会出汗？《素问·阴阳别论》说："阳加于阴谓之汗"，这个阳实际上就是我们所说的这种暑、热了，它有一种蒸腾的作用。阴就是指我们的体液、我们身体当中的水分。这个水分受到热的蒸腾就向上、向外从我们皮肤的汗孔出来了。当然了，热还有一个向上、向外发散的作用，它可以把汗孔给打开。你看这汗出的过程，一方面是热把汗孔打开，另一方面是热通过蒸腾的作用，使水分向上、向外，变成蒸汽外出，再加上热的一种升散之势，把这个水又向外推出来，从汗孔而出。一是阳，也就是热；二是阴，也就是水。有热加临到水上，水气蒸发透过毛孔而出，又于皮肤上凝成水珠，就形成汗出。

在中医上，汗孔又被称为气孔、鬼门、玄府，就在人体的肌肤上，属于人体体表，这个玄，在这里是黑色，黑色在中医里面就是水色。木火土金水，按照色来讲，这个水又属于黑色。也就是说人的汗孔是让水从皮肤而出的地方，所以把它称作玄府。同时是黑色的府，也就是说又是藏水的地方，所以人的汗就从汗孔里出来了。如果用阴阳来划分，人体的体表就是阳位，属于外面，人体的上部，所以感受到暑热，就会使津液从人体的阳位发散，使人出汗。但是出汗后身体会黏黏的，感觉很是不爽利，因此很多人都比较讨厌出汗，很多人要买爽身粉、止汗露之类的产品，保持身体的干爽。可是其实出汗对人体是有好处的。现在有句流行的话，叫"请人吃顿饭，不如请人出身汗"，意思就是说和一起吃饭相比，不如一块出去运动一下，疏散疏散筋骨。那么出汗到底对人有什么好处呢？

首先，出汗是为了调节人体的温度，这是出汗的生理学意义。人的体温是恒定的，一般保持在37℃左右，当外界温度低于身体温度时，辐射、传导和对流是主要的散热方式；当外界温度高于身体皮肤温度时，出汗便成了人体主要的散热方式。

夏天，气温经常在30℃以上，有时可高达38℃，出汗就成了人体主要的散热方式。其实，人们吃食物或是通过取暖等方式补益人体的阳气，与此同时还需要保持阳气的升降出入，使身体产热和散热保持相对平衡。如果体内的热量积压久了，不排出来，肯定就会上火或者发烧，流汗，可以带走相当大的一部分热量，众所周知，汗液的蒸发会吸热，也就是吸走我们体内多余的热量。夏天气温高，体内积蓄的热量也就很多，如果人们长时间的在空调房里待着，又不会有意识的去流汗，造成人体毛孔闭合，体内淤积的邪毒得不到疏散，所以夏天体内就会积攒很多的热量，人体自动调节体温的功能变差，到了秋天，气温降低，热量得不到释放，风邪入侵，就很容易感冒了。

请人吃顿饭，不如请人出身汗。

感受到暑热，就会使津液从人体的阳位发散，使人出汗。

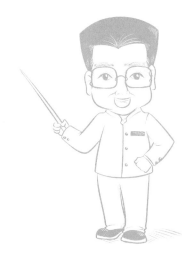

第二个就是排毒。我们说汗液跟尿液基本上有点同类。所以《黄帝内经》当中一再强调，"**天寒衣薄则为溺与气**"。也就是说，天气比较凉，人穿的衣服比较薄，不出汗，但小便会增多。而到了夏天，如果是天暑，天热，人穿衣服比较多，这个时候出汗就多了。所以人冬天的时候，小便比较多，汗液比较少。而到夏天呢，汗比较多，小便就偏少了。从这儿你可以看到，尿跟汗它有一个转化的过程。为什么能转化呢？这是因为汗跟尿基本是属于同一类的东西。所以你看中医当中，中医在治我们人体有水肿的时候，不管是有点浮水啊，还是身体有点水肿，它都用开鬼门，洁净府，也就是用发汗或者用利小便的方法来治疗。

我们在临床上也碰到过这样的病人，也就是尿毒症，肾功能不全，有的是肾炎。这样的病人利尿不行了，转而就用另外一种发汗的方法。所以在临床上，有经验的大夫治疗肾炎有的时候用解表的方法，就取得了不错的效果。人的毒素在人体当中有的是通过大便排泄，有的是通过小便排泄，另一个途径，用出汗来排出毒素。所以，出汗对于人体毒素的排出是很有好处的。

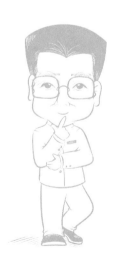

出汗可以排除体内的毒素。
出汗也可以达到美容肌肤的功效。

很多人常说，出了一身汗便会神清气爽，觉得周身轻松。其实这是由于人体每天都会分泌大量的代谢物质，这些物质需要尽快从人体里排泄出去。这些物质在身体里，尤其是血液里有很多，不可能完全经由大小便排出，出汗排泄便是其中最主要的途径之一。如果不能及时排出，积压久了对人体便会产生不好的影响。如果能够每天坚持运动流汗，那么我们的汗毛孔便会自动打开，仿佛开窗通风换气一样，体内及体表的毒素污物便会通过汗液而排出，并将体内的有害细菌杀死，给人体内部来一次大清扫，使人体其他内器官免遭毒素的侵扰。

第三美容。出汗也可以美容护肤，一定有很多人不信，特别是女孩子，认为出汗是美容的大忌，平时洗脸都用凉水，用各种化妆品也都是止汗、防水的。但是实际上，出汗是对皮肤的保护，确实可以起到美容的效果。大家都很清楚我们皮肤的主要任务就是排汗，毛孔中一天下来总会有那么一些小灰尘或者细菌，流汗时自然能把这些有害物冲刷掉，清洁毛孔，这个可比用洗面奶来得更高效！总不出汗的人皮肤代谢缓慢，一些废弃物难以排出，容易长痘痘、粉刺和黑头。打个形象的比方，一块吸了水的海绵，表面如果蒙了一层灰尘，如果我挤它一下，水会流出来，表面和小孔里的灰尘自然也就会跑出来的。其实，出汗也可以减肥，随着出汗，消耗身体的热量，加快身体的新陈代谢，促进身体肠胃消化，减少体内多余的脂肪，消除肥胖。

正是因为出汗对人体有这么多的好处，因此才有人运用各种方式进行排汗。比如有人营造如同夏天的暑热环境，像是蒸桑拿，或者是汗蒸馆；还有的人选择跑步、打球等运动，都是人为的出汗。

（二）暑伤津液——汗出伤津

说了这么多出汗的好处，但是汗出得越多越好吗？答案当然是否定的。天气过热，出汗过多，也会出现一些其他的问题，最典型的就是会伤津液，而津液伤的表现之一就是口渴，想喝水了，不喝水就会咽干口燥，进而可以造成人体乏力、没劲，水液丢失过多时甚至还可以造成人的肌肉抽搐、头晕等。中医讲，汗就是津液，津液跟我们人体的血有密切联系，所以中医称血汗同源。在《黄帝内经》叫做**"夺血者无汗，夺汗者无血"**。

这里的无不是没有的意思，实际上是勿的意思，这个夺是耗夺的意思。人血液如果耗伤了，血虚了，无汗，就不要再用发汗的方法了。如果这人津液大伤了，就不要再用放血、破血这样损伤血的治疗方法了。因为血跟汗是同源的，是一类的。

所以汗出多了以后，人的血液不足，也可能就会产生血虚的一些病症。所以我们说，汗出还是不要过多。在夏天，我们在大街上，随处都可见卖冷饮、冰棍、雪糕之类的摊铺，夏天也是这些商品消耗最多的时候。很多商家卖的饮料都是同样的价钱，夏天的包装瓶都会比较大一点，有的冬天500ml卖三块钱，到了夏天就变成了600ml卖三块钱。有的商家夏天都会搞促销活动，比如在瓶盖上弄个再来一瓶。从这些我们就能看出来，夏天饮水量要比冬天多很多。我们之前说，汗液与人体的体液、血液都是相通的，当大量出汗后，人体就需要水，会常常有口渴的现象。如果汗出过多，而水分补充的不及时、不充足，就会产生伤津液的状况。

我们在临床也经常能看到这样的患者。曾在夏天看到一位患者，来到我们的诊室就是说口渴，总感觉要喝水。这种口渴和我们一般见到的还不一样，我们平时见到的口渴都是喝点水就能够解决了。解决不了就多喝一点水，也没有问题。但是这位患者就说，他这种渴是喝多少水都解决不了的。然后我们就通过察色按脉基本确定这位患者是一个暑伤津液的情况。跟患者一说，患者就不信了，患者说，暑伤津液这个我虽然懂得不多，但是暑这个词我还是懂的，暑不就是夏天么，夏天热出汗多这个我能理解，您说了我也相信。但是我最近刚出去旅游回来，都没在北京待着，怎么就能是暑伤津液呢？我们就说现在全国都挺热的，估计是您去的地方玩给热的。患者就说了，夏天出去玩肯定是准备避暑去了，所以这位患者就去了北方的一个城市。北方城市虽然说天也热，但是我也没出多少汗呀。我们一听，基本上就可以确定了。一般这种暑伤津液的情况还真容易在去北方玩的时候见到。北方夏天和南方不太一样，北方夏天天气比较干，出的汗很快就感觉不到了。很多人在外面玩了一天，回到宾馆感觉也没出多少汗，同时在外面玩补充水也不会很及时，回到宾馆感觉没出汗就把补充水这事给忘了。短时间还好，现在旅游都讲究深度游，而且是为了避暑。在北方呆的时间也比较长，补充水就不及时。回来之后天气要比北方热得多，本是在北方就已经有一个伤津液的情况了，回来之后加重了这种情况，患者就感觉口渴，而且是喝多少水都不缓解的渴。我们跟患者解释完，患者就说，我确实出去玩的时候喝水比较少，那个地方白天挺热，一到晚上还挺凉快，白天出的汗感觉身上还挺黏，准备晚上洗个澡。到了晚上就感觉身上不粘了，逛一天还挺累的，澡也就不洗了。

　　从上面这个医案我们就能够看出来，暑伤津液过多可以导致很多问题。除了这位患者口渴以外，还有人会有肌肉痉挛也就是我们常说的抽筋。再有津液流失的过多，还会影响神识，比如晕倒，意识模糊，惊厥等。所以中医讲要适当出汗，且在暑热天气，大量出汗的情况下要注重水分的补充。

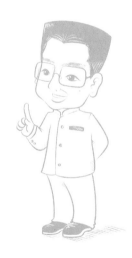

暑邪容易损伤人体
津液，除了口渴之外，
严重者可引起肌肉痉挛、
意识模糊等，故要注意
补充水分。

　　喝水我们应当注意什么呢？在奥运会上，我们常常看到运动员在大量出汗以后，都不太喝纯净水，要喝一些矿物质水，有的还要喝饮料补充糖分，还有运动型饮料。这是由于我们汗液里除了99%的水分，还有1%的无机盐，大量出汗后，人体的某些无机盐就会丧失，所以要补充一些。因此，在夏天，我们也一样，在补充水分的同时，还要注重补充一些其他的盐分、糖分。在这里我还要提醒大家，由于运动后过热，很多人都会选择冰镇的饮料或者冰棍雪糕之流。一般人总是认为一杯冰凉的冷饮下肚，就能暑气全消。但是，实际上喝下冷饮后，会使得口腔、食道和胃的表面迅速变冷，然后这些部位的微血管管壁也因为温度降低而收缩，于是使通过的血流量减少，连带地会使吸收水分的能力降低，还会使人体细胞内的水分向组织间隙渗透，于是就会造成"越喝越渴"的现象。特别是，当人快速地喝下一杯冰水或吃一大杯冰淇淋之后，胃内的温度会由37℃快速下降至20℃以下，于是，胃马上"缩起来"，就像发生了故障的汽车引擎一样，不再活动。于是，胃不蠕动，肠胃道的消化功能也就停滞，大约需要30分钟（甚至更久）待胃部恢复为温暖状态之后，消化功能才会渐渐恢复正常。因此，若在用餐的同时食用冰品，会使得食物自胃送至小肠的时间延后，造成胃胀、消化不良的现象。

其实关于消暑，我推荐喝温热的绿豆汤、茶水。饮温热茶水可使汗腺舒张排汗，散发体内热量，从而降低体温，有助于消暑。茶叶中还含有丰富的微量元素钾，可弥补出汗时所排出的钾离子，有助于纠正倦怠无力和食欲减退。有的地方，比如杭州南宋御街上的胡庆余堂、方回春堂，每逢夏季，还会推出清暑益气的茶来，供来往的行人游客解暑降温。

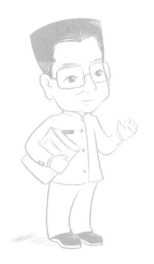

在用餐的同时食用冰品，会使得食物自胃送至小肠的时间延后，造成胃胀、消化不良的现象。消暑，推荐喝温热的绿豆汤、茶水。

以上是我们所说的，汗出过多的情况下，需要及时补充水分，以及恰当的饮水方式。那么什么样的汗出算是比较恰到好处的情况呢？这就是中医讲的微汗。一般中医古籍中经常会提到外感表证，如果患者有汗，这种情况的发汗方法是微汗法。一般我们说的微汗就是感觉身上有点要出汗的意思，中医叫做"遍身漐漐，微似有汗"。这算是我们所说的恰到好处的汗出。

（三）头部昏沉

夏季天气炎热，除了出汗，恐怕还有一种状况，人们最容易感知。天气一热，人们的脸蛋上总是红扑扑的。有人说这是由于皮肤中的血管受环境影响而扩张，面部两颊毛细血管丰富，所以显得面色红润。对于这种情况中医认为，暑热具有向上蒸腾的作用，与体表肌肤一样，面部也属于人体的阳位，属于"上"的范畴，所以升腾之气就会向上带领血液上涌，使得面部变得红润，成为一种正常的生理现象。

《黄帝内经》当中说人的这个脸实际上血管是非常丰富的，叫做十二经脉，三百六十五络，其气血皆上诸于面，达其空窍。因此由于暑热，这些气血可以涌到头，涌到脸，所以脸是红扑扑的。

此外，还有很多人在夏天总会觉得头部昏沉，夏天中了暑热，往往会感到早上睡醒还头昏沉沉的，想睡觉，又睡不着。还有的人会出现头目眩晕的状况。其实这就是因为头部、面部，都位于人体的上部，属于阳位。暑为阳邪，因此便容易侵袭人体的阳位——头部。

（四）胸闷气短

除此之外，还有一种情况，就是胸闷、气短，也是夏天常见的。我曾经碰见这样一个患者，他说一到夏天总是觉得胸口堵闷，气不足，走不了几步路就会觉得浑身没力气，蹲下一会，就会觉得头晕、迷糊。可若是待在房间里，就会感觉好多了，没事了。我的那个患者表述，除了胸闷、气短外，还说自己总是感觉精神状态差，总是想躺床上，每天感觉睡觉也睡不醒，总想躺那接着睡觉，就像现在网上常说的，被封印在床上了。一起来就是一身汗，总觉得胸闷少气，也不爱动。去医院一检查，发现也没什么事,结果家里人都认为他是懒的。但是确实不舒服,所以前来找中医调理。

其实一到夏天,门诊上因胸闷、气短来求诊的患者确实不少,胸闷是一种主观感觉,即呼吸费力或气不够用。轻者若无其事,重者则觉得难受,似乎被石头压住胸膛,甚至发生呼吸困难。它可能是身体器官的功能性表现,也可能是人体发生疾病的最早症状之一。有人会问,为什么在夏天出现胸闷气短的状况就多呢?其实胸部相对于全身而言也属于阳,与头部、皮肤一样,都属于阳位,阳邪易侵扰阳位,所以就出现胸部的症状。除此之外,天气热的时候,人体新陈代谢加快,需氧量增加,就会出现胸闷等症状。还有就是夏天气压低,肺部与大气压的压差较大,也可引起胸闷。再有就是燥热引发心理性因素,主要由郁闷、心情不舒畅等不愉快的情绪引起。遇到不顺心的事容易生闷气,情志不舒,常常使他们感到胸闷、气短。据心理学家统计,此种原因导致的胸闷、气短是最常见的。看来凡事都得想得开,切勿太钻牛角尖。当然除此之外,还有许多器质性气短必须引起足够的重视,应到医院及时就诊。

上述患者,经过我察色按脉之后就给他开了个清暑益气汤。患者吃了7天又来了,说大夫我吃药后好多了,你给我再讲讲我这病以后注意点啥。我们就说了,我给你开的方子叫清暑益气汤,是中医夏天治疗暑气的名方。当然,有王氏清暑益气汤,还有东垣清暑益气汤。从这个方的方名上我们就能看出来,清暑的同时还要注意补气,最主要的原因就是暑邪耗气。你自己吃的苦瓜也好,喝的绿豆汤也好,都是清暑的,但是你的病不只是有暑气,同时还有气虚的表现,是暑气侵犯,时间太久了,造成的暑气耗伤正气。所以我们在清暑的同时还有点补气的药,这些问题就解决了。

说到这儿有人可能会有疑问,说暑是属于阳,阳一般来讲应该伤阴,怎么能够伤阳呢?这是中医的理论,叫做热伤气。刚才也提到了,一方面热要升散、要耗散气,另一方面人要出汗,也可使阳气外泄,所以它还可以伤阳。这就是中医所谓的阳伤阳,阴伤阴。也就是阳不仅可以伤阴,而且也可以伤阳。这一点也是需要我们特别注意的。

那么说到这儿呢,我就想问暑的这种升散之性是什么决定的呢?答案就是由于暑是热，是热之盛，所以它具有一种升散的特性。那么既然暑有这样一种特性，我们要治疗暑邪伤人的时候就要注意去除暑，而去暑主要的手段就是去热，如果把这热去了，暑就可以自然被清除了。而我们夏天用来清热的主要有苦瓜、西瓜、野菜、芦荟、萝卜、绿豆等，而这些药物或者食物大部分都是苦的，因为苦主降，暑升散、向上，所以说吃一些苦味的东西可以把这些升散之气降下来，以达到去暑的效果。

那去暑的同时还要注意，暑还有伤津耗气的作用。所以，我们在清暑的同时还要注意去养其津液，补其气，这样才能起到清暑益气的效果。《素问·举痛论》说："炅则气泄。"《素问·刺志论》说："气虚身热，得之伤暑。"这主要是因为暑气具有升和散的特性，它在向上升和向外散的时候要携带着体内其他的物质一起运动。同时，在将汗液外散的时候，同时也将气耗散掉。

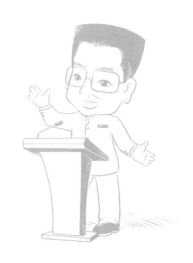

清暑的同时还要注意补气，最主要的原因就是暑邪耗气。

刚刚提到的那位患者就是暑热耗气的一种表现。我们都知道，有一句谚语叫"春困秋乏夏打盹"，这里说的就是夏天大家经常容易感觉疲劳乏力，而这个表现主要是伴随着伤津一起出现的。这种乏力不一定表现为搬东西没有力量，还表现为整个身子"拾不起个"，坐着也累，躺着也累，每天就想瘫着，最典型的就是最近网上特别流行的"北京瘫"，一般还会讲"感觉身体像被掏空了"。这样的人群未必是真的没有力气，只是感觉没有力气，真要是搬个东西，做点体力活动也是没有问题的。这种情况在我们生活中非常常见，比如饥饿、长时间加班工作、锻炼身体等。同时也因为这样的情况太过于常见，我们在日常生活中很难区分出哪些时候是由于暑气导致的乏力，哪些是劳累、饥饿导致的乏力。这就提示我们，一般遇到疲劳的情况，很多人都会选择休息，睡觉，吃饭。当通过补充睡眠、多吃饭仍然不能缓解的时候，这就提醒我们，有可能这种疲劳不仅仅是单纯的缺少睡眠的问题，需要到医院找中医看一下了。这种现象在中暑的情况下很容易判断，表现就是突然昏倒，全身无力。但是在伤暑的情况下就不容易判断出来了。一般有的人会认为是工作压力大，睡眠休息不好造成的。这里最主要的区别可以从兼夹症上判断，主要就是出汗。

　　暑邪耗气除了乏力的表现外，还有一种情况就是短气。中医说的短气既好理解也不好理解。不好理解主要在于大家不理解短气的"气"是什么意思。中医几乎什么都可以叫做气，平时还经常说脾气虚，肾气虚等。那么这里的短气究竟指的是哪里的气呢？简单一点讲，短气主要讲的就是一个"象"。短气的这个象就是我们日常生活中都能见到的一个现象，几乎每个人都有这样的生活体验。比如年轻人，都要进行体育测试。大家就被拉到操场上，男生跑1500m，女生跑800m。刚开始大家还都挺有劲冲的。没跑一圈，有的人就开始喘了，上气不接下气。这种现象就是短气。再有一种就是上楼梯，没上几层就感觉接不上气了。这种基本上就是短气的现象。这个现象一般心肺功能不好的人比较常见，老年人也比较常见。西医有一个评估冠心病的重要试验就是平板运动试验，有点类似于模拟上楼梯的动作。当然，比较严重的现象就是在不运动的情况下就有类似的情况出现，这种情况最好还是去医院排查一下。不过我们正常人群一般很难见到在不运动的情况下就有短气的情况。一般我们的感觉都是"闷"，每次呼吸都要比平时多花一些力气。我们主观的感觉就是，感觉突然自己的力气变小了，好像没有力气了一样。为此，中医说缺少的这一部分"气"，就是被暑气耗散掉的。

第十七集
"任性"的桑拿天

一、暑季的特点

（一）暑热多雨

一年四季，哪个季节雨最多呢？相信大家一定会说："是夏季"。你看老百姓常说"春雨贵如油"，春天的雨少，才会如此金贵；秋天就更不用说了，更多是干燥的天气，而冬天如果下，那也应该是雪了。除了这个佐证外，为什么夏季，雨水会比较多呢？雨水又是从何而来的呢？

在上一集中，我们说到了夏天暑热，总会蒸腾，带着水分向上走。地面上的水分，在夏天炎热的天气，暑热蒸腾、升散的作用下，到达天空，小水滴聚集形成了朵朵云彩。当云彩负荷不住这些小水滴时，就会落下，形成雨。因此《素问·阴阳应象大论》中云："**地气上为云，天气下为雨，雨出地气，云出天气。**"其实这是说明，下雨要具备两个条件：一是要有潮湿的空气；二是空气要有强烈的上升运动。夏天常常刮东南风，中国的东南部是沿海。这样，风就能把潮湿的空气吹到陆地上来。另外，到了夏天，太阳光直射地面，接近地面的空气也最热，容易产生空气的强烈上升运动。这样，夏天的雨就比较多了。正是由于暑热与雨水有这样密切的关系，所以在夏天，我们除了做好防暑降温工作外，还要注意预防下大雨、暴雨、雷雨而产生的洪涝灾害。这种自然现象让我们认识到，就自然界而言，暑热与雨水是有着密切关系的，夏天多雨，是夏天气候炎热之外的另一个显著特点。《朱子语类》把这种天气现象比作蒸饭，书中云："气蒸而为雨，如饭甑盖之，其气蒸郁而淋漓"。是说蒸饭的时候，盖上盖子，由于盖子温度低，水汽遇上而凝结，形成雨滴，就如同下雨。其文后还有一句话："气蒸而为雾，如饭甑不盖，其气散而不收"。这句话就是说，在蒸饭的过程中，没有盖盖子，于是便形成了像雾露一般的另一种景象。

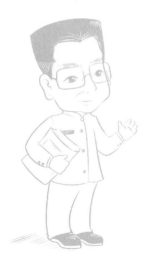

暑热炎西，闷热的
感觉就如蒸桑拿。
高温、高湿的季节
称为长夏。

（二）桑拿天

有一年，正值八月份，北京酷热难耐，热辣辣的太阳把树叶都给烤焦了的感觉。我出差，原想着可以避避暑，结果没想到出差地点是广州。刚一下飞机，差点被一阵热浪扑倒。一位朋友发来一条短信调侃，问蒸熟了没有？我连忙回到，已经蒸透了。夏天的热，分两种，一种是干热干热的，就像当时的北京，天上万里无云，把所有的水分全部蒸腾干净，地上也滚烫，像铁板烧；还有一种，就如同广州，不仅热，水分还大，四处湿漉漉的，当真如同上了蒸笼，那种热，有一种弥散全世界、无处可逃的感觉。准确地说，这种天气比炙烤的夏天，还要难熬。它还被人们用隐喻的手法起了新的名字，叫做桑拿天。

暑季气候炎热，且常多雨而潮湿，当下了雨再加上天气炎热，空气中的湿度立刻增高，便觉得雾气昭昭。这种天气感觉特别热，看看天气预报，气温和前两天感觉差不多。但是就是感觉热，也没有风，人不用活动，坐在那就感觉往外冒汗。这种闷热的感觉持续一段时间，可能还会下雨，下完雨仍然感觉雾蒙蒙的，周而复始的几天使人感到窒息。这就是闷热的感觉了，确实和蒸桑拿的感觉一个样子。暑天与湿气纠缠在一起，确实让人难以承受。

（三）易于发霉

桑拿天一般南方比较常见，让人觉得十分不好。我有个朋友到安徽工作，一天晚上给我电话，说坚决要回到北方来，我就问南方山清水秀什么不好？到底发生了什么事儿。他说这个南方风景挺好，哪哪都是树，植物也比北方多，但是太潮了，基本上出个门就得换一身衣服，回到住处被子也湿乎乎的，若是洗个衣服晾晒在外面，几天也不干。自己的衣服和鞋子，放在医院提供的单身宿舍的柜子里，没来得及晾晒，拿出来全都发霉了。最让他抓狂的是头一天晚上买回来的熟食，由于住宿的地方没有冰箱，第二天早晨就变质了。这种温度高、湿度大的环境特别有利于细菌的繁殖与生长，因此发霉什么的再正常不过，这确实让人懊恼。《黄帝内经》将这种在农历六月的湿度大、温度高的季节称作长夏，并认为其有"化"的作用，所谓"化"便是"变化"，像长霉，或者变味，都是物质发生变化的表现。

合理地运用高温、潮湿，也可以将某些物质进行转化。比如我们熟知的名吃——臭豆腐。相传清朝康熙八年，由安徽黄山来京赶考的王致和金榜落第，闲居在会馆中，欲返归故里，交通不便，盘缠皆无，欲在京攻读，准备再次应试，又距下科试期甚远。无奈，只得在京暂谋生计。王致和的家庭原非富有，其父在家乡开设豆腐坊，王致和幼年曾学过做豆腐，于是便在安徽会馆附近租赁了几间房，购置了一些简单的用具，每天磨上几升豆子的豆腐，沿街叫卖。时值夏季，有时卖剩下的豆腐很快发霉，无法食用，但又不甘心废弃。他苦思对策，就将这些豆腐切成小块，稍加晾晒，寻得一口小缸，用盐腌了起来，之后歇伏停业，一心攻读，渐渐地便把此事忘了。秋风飒爽，王致和又重操旧业，再做豆腐来卖。蓦地想起那缸腌制的豆腐，赶忙打开缸盖，一股臭气扑鼻而来，取出一看，豆腐已呈灰色，用口尝试，觉得臭味之余却蕴藏着一股浓郁的香气，虽非美味佳肴，却也耐人寻味。送给邻里品尝，都称赞不已。王致和屡试不中，只得弃学经商，按照过去试做的方法加工起臭豆腐来。此物价格低廉，可以佐餐下饭，适合收入低的劳动人民食用，所以渐渐打开销路，生意日渐兴隆。后经辗转筹措，在延寿街中间路西购置了一所铺面房，自产自销，批零兼营。据其购置房屋的契约所载，时为康熙十七年冬。从王致和创造了独一无二的臭豆腐以后，又经多次改进，逐渐摸索出一套臭豆腐的生产工艺，生产规模不断扩大，质量更好，名声更高。清朝末叶，传入宫廷。传说慈禧太后

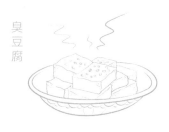

臭
豆
腐

在秋末冬初也喜欢吃它，还将其列为御膳小菜，但嫌其名称不雅，按其青色方正的特点，取名"青方"。当然，现在人们可以更好地控制温度湿度，以及菌群，控制豆腐发酵的时间，制成可口的美食。但更多的时候，人们在家里腌制或者存放食物的时候，还是会避开潮湿闷热的夏天。

　　综合夏季这种高温加高湿的气候特点，中医将其归纳为"暑多夹湿"，以说明暑热与潮湿二者常常牵绊在一起。这种又闷、又热、又潮、又湿的环境，也就是我们所说的桑拿天，在中医认为，这种湿邪，最容易影响到人体的脾胃，使脾胃的负担加重，进而诱发人身体种种不适。你看一般桑拿房门口都写着一个提示：老人、儿童，高血压，心脏病，过量饮酒的客人禁止蒸桑拿。同样的道理，遇到桑拿天，老人、小朋友或是体弱多病的

人群桑拿天就很难受，需要特别注意。

二、暑湿中人的表现

（一）食欲不振

天气一热，胃也开始挑食，就算是吃货，也经常会提不起劲来，尤其是看到比较油腻的食物，甚至会犯恶心。其实，这是因为暑湿困住了脾胃，中医认为，湿邪性质重浊而黏腻，它能阻滞气的流动，妨碍脾的运化，正是由于暑邪往往夹杂了湿邪共同为患，所以才会阻碍了脾胃气机升降，因此就会出现湿邪为重的，黏腻、恶心等症状。你看，我们常常在秋冬季节吃些营养高的物质，所以有吃饺子、贴秋膘、过大年等习俗。可是到了夏天，人体的气向外耗散，同时暑湿之邪困脾胃，所以到了夏天，人的胃口变得不是太好，老百姓称之为"苦夏"或"痊夏"。在饮食上也常常以清淡饮食为主，多主张喝点粥或是其他新鲜食物，易于消化，适度减轻脾胃的负担。

《黄帝内经》当中也明确提到了，"**脾苦湿，急食苦以燥之。**"所以这个时候呢可以吃一些苦味的东西。暑升散、向上、向外，而苦则具有下降、降逆的作用趋势，所以对于治暑可以应用一些苦味的东西。另外苦还有一个作用，燥湿，可以帮助去除人体的湿气，也帮助脾恢复运化的功能。

暑季人们确实都有这么一个特点，因此有些人暑季不太愿意吃东西，应该说也是一个正常的反应。尤其是小孩，这个季节对于小孩不太爱吃，吃东西不多，千万不要硬去喂他。有的爷爷奶奶认为孩不吃饭，就给他抱到窗台上，到窗台上了你就跑不了了吧，非得把这口东西给吃了才行。实际上没有太大必要，因为暑季确实可以使人食欲不振，甚至出现呕吐的情况。

有一次，我也讲到这个问题，夏天人们会食欲不振，顺着话题就说到食欲不振应当如何是好。下面一个学生，说吃冰激凌、蔬菜沙拉等。在这里我却要说夏天还要注意饮食生冷的问题，夏天人脾胃的气血能量不太够，且有湿邪为患，所以，尤其要注意少吃一些温度低的、性质寒凉的食物。老百姓讲"冬吃萝卜夏吃姜，不用大夫开药方"。夏天一定要把姜作为一种常吃的和常备的食品和药品，就是因为姜在一定程度上，具有辛温发散，除湿的作用。到海边旅游经常会吃海鲜，海鲜这类水生的东西大部分都是阴盛湿盛的。所以，很多人吃海鲜会拉肚子，上吐下泻，还有一种人是不吐也不泻，但把这种阴寒的东西留在体内，形成了身体的过敏原，导致过敏。这时候建议大家一是少吃，一是要熟吃，第三就是要伴着姜吃，或者吃完以后感觉到不舒服，就熬一些姜汤喝。中医说的，姜可以解鱼蟹毒，也有这个原因。此外，建议大家外出旅游尤其到海边的话，吃海鲜的时候，备一些辛温的、芳香的、能够化寒化湿的中药，比如用藿香、佩兰、苍术、白芷等用酒精提炼而成的藿香正气水。喝起来辛辣得很，但是这种辛辣能够促进脾胃的消化功能。因此，到夏天的时候，不应当吃过多的生冷，以免将暑湿邪气留存于体内，加剧对脾胃的克伐。

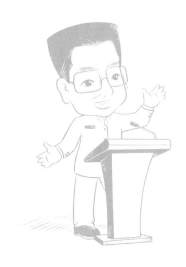

姜在一定程度上，
具有辛温发散，除湿的
作用。
藿香正气水，具有
辛温、芳香化寒湿的作
用。

（二）暑热泄泻

天气炎热，人们都爱吹空调、吃生冷瓜果，降温的效果倒是挺不错，但很多人却又因此与腹泻产生了交集。腹泻是十分常见的疾病，有的人只要稍微饮食不当,或是水土不服,就会出现腹泻。前一阵我就遇到一位患者,这位患者进诊室时是旁边有人半扶、半搀着进来的,一眼望过去脸色晦暗污垢,进来后马上就找到凳子坐上去,一看就是浑身都没有力气、精神欠佳。患者说,从几个月开始就腹泻,每天至少三到四次,严重的时候甚至八九次,泻下物稀溏黏腻,偶尔还有白色泡沫。每次都会出现腹痛腹泻的状况,便后肛门不舒,总有后重沉坠之感,每次吃油腻之品,就会更加严重,现在实在是没有力气了。人们常说:"好汉禁不住三泡稀",意思是说一个壮汉一天拉三次肚子的话,也会显得乏力、膝软、毫无精神。更何况患者已经腹泻这么长时间了。仔细一问得知患者之前脾胃就不大好,几个月前,正是盛夏,晚上和几个好久不见的哥们出去聚会,哥们家在郊区有一个小院,院子里支上炉子,点上火,吃烧烤,喝啤酒,十分惬意,其实吃得不多,喝的倒是也不多,但由于挨着山比较近,新下来的桃子特别好,又吃点瓜果梨桃。结果当天晚上半夜就开始腹泻,吃了很多药,貌似好了一些,但是后来还是腹泻。一看舌头呢,暗红,舌苔白腻,脉象濡滑。此时他问我有没有治过这样的病,他觉得自己是唯一一个吃坏东西导致腹泻,这么久都不好的患者。

这时我给他讲了另一则病案,是一个30多岁的女性患者,也是患了泄泻,服用了很多药物都没有效果。我仔细询问她之后,觉得是由于夏季,贪冷凉饮食太过导致的,其脾胃不能运化,同时由于脾胃久虚又受到湿邪侵袭。于是用艾灸法,灸了五处穴位,患者的泄泻就渐渐停止了,然后再接着给她服用和胃白术丸。我所选择的五处穴位包括上脘穴、中脘穴、下脘穴、天枢穴左右两处。到八月的时候再灸膏肓穴左右两处、脾俞穴左右两处、足三里穴左右两处,病人就痊愈了。我跟患者讲完了这个病案,他就跟我说,是不是也要用艾灸。我就跟他说,他的这个症状是属于偏湿热型的,和那位30多岁的女性是不同的。所以我这儿就用了清热祛湿之法用苍术、黄柏、薏苡仁、黄芩、葛根、冬瓜子、木香、桔梗、马齿苋、败酱草,开了四付,复诊时大便爽利,每日三四行,便前腹痛有所好转,后来继续服用此方加减,效果明显。其实这就是个较为典型的暑湿伤脾的病例。《素问·阴阳应象大论》云:"湿胜则濡泻。"也就是说,从外而入的湿邪侵犯

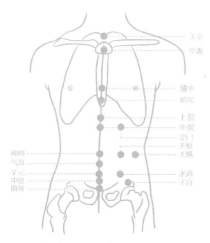

人体，可以引发脾胃升降失常，大肠传导失职，体现了暑邪有湿的一个方面。

（三）首如裹

暑热之邪联合湿邪侵犯人体还有一种典型的症状，就是头沉重疼痛。上一集我们讲暑邪有热这一个方面，属于阳邪，所以往往侵犯人体的阳位，所以导致头部昏沉疼痛。同时由于暑热邪气携带湿邪侵袭人体阳位，头痛就有沉重疼痛的感觉。暑邪夹湿，其具备湿邪重浊的特点。湿邪是气中重者，很容易困住我们的肌体，湿邪犯表，则令人头重身困，四肢酸楚，《素问·生气通天论》说"因于湿，首如裹"，说的就是这个意思，被湿气困住了，头总是觉得像裹个什么东西似的，有的患者说如同戴了一个大帽子。王洪图老师曾经治疗过一个20来岁的小伙子，说自己三年来头昏困重，嗜睡。每天早晨因沉睡而听不到起床铃，上课时亦伏案而酣睡不醒。因身为班长，虽自己极力控制，但不能自持。曾服用健脾益气、活血化瘀等中药无效。询其起病经过，谓数年前，曾在南方某地驻军，夏天暑热难耐，每天操练后均到清水溪洗浴，后渐感头身困重。复员上学后，症状加剧。这个患者就是夏天感受湿浊之邪。湿邪属阴，最易阻隔阳气，使之不能畅达。不论其中于表、客于里还是伤于下，均可出现重滞不爽之类的症状。如大便不爽、带下黏浊、肢体困重等，由于暑邪又是阳邪，容易侵犯阳位，它与湿邪，很容易侵犯人体的头部，形成"首如裹"的典型症状。

（四）湿疹

暑多夹湿除了在消化系统的表现外，另一个比较明显的表现就在皮肤上。这种又热又潮的环境，可以导致很多疾病。在中越自卫反击战的时候，解放军战士坚守在边境线上"猫耳洞"里边，非常潮湿闷热，结果就造成了很多战士出现湿疹。皮肤上溃烂，渗出黄水，又痛又痒，十分影响部队的战斗力。其实即便不是到南方这样的环境，也还是有很多人罹患这种湿疹，尤其是夏天，就更加严重。

湿疹常常会出现渗出液、红斑、丘疹、水疱等发痒皮损的状况，有的皮损部位不定，可为局限性，也可弥漫散布于全身各处。脚部湿疹又是湿疹高发地带。那么遇到脚部湿疹怎么办，护理方法又有哪些呢？首先不要吃发物，蛤蚌类、鱿鱼、乌贼以及无鳞的鱼等。像葱、蒜、洋葱、辣椒、酒、芥末等，具有特殊刺激性的食品是不能吃的。主张多吃清热解毒食物，新鲜果蔬，降低皮肤敏感度。平时在饮食护理等方面要多注意些，避免过度搔抓、摩擦及热水烫洗等。湿疹有遇热复发的特点，平时不要热到或者捂到，要多暴露在空气中。

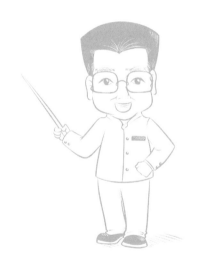

暑多夹湿，湿疹在夏天往往加重。

湿疹有遇热复发的特点，平时要多暴露在空气中。

（五）暑湿感冒

说起来，夏天最常见到的疾病，莫过于感冒。感冒这个疾病一年四季都会见到，现在科普一般我们都知道感冒有风寒感冒，还有风热感冒。夏天的感冒往往与其他季节罹患的不同，老百姓俗称为热伤风。我国南方地区湿气较重，特别在夏天，夹杂着暑热湿气的病邪侵袭人体，就会形成这种状况，我们称其为暑湿感冒。湿度越重的地方，人体越易受外邪而染病。

我曾经就有这样一个患者，来找我看病时就说了，发烧每日午后热度明显增高，按照常理，一般都说发热需要捂着出出汗。可是喝了姜糖水、抱着被子出了一身汗之后，热度仍然不减，身上酸懒疼痛，头昏脑胀，就想躺在床上，也不想和谁说话，静不下心来，烦得要命。一问她口干不干，她说口里黏黏腻腻，觉得口渴得要命，却不想吃饭，胸闷欲呕，一看舌苔发现黄腻偏厚，尿量少且呈黄色。这其实就是典型的暑湿感冒。其中有表现出来的火热致病的特点，也就是发热、心烦、口渴之类；同时也有湿邪致病的特点，像胸闷、纳呆、身重酸痛等焦灼的症状。有人说，水不是可以克火么，湿为阴邪，似乎应该能够平衡火热邪气，但事实恰恰相反，火热邪气一方面消耗人体的津液，但另一方面由于脾胃被湿气所困遏，无法吸收外界补充的水分，就好像一口锅里水本就不多还放在火上熬。所以暑热感冒其实较为复杂，也比其他的感冒难治一些。在治疗上，这种暑湿感冒首先要秉承给病邪以出路的理念，对于这种发热的患者，不宜用冰袋之类降体温，以防把火热邪气遏制在体内。

有人讲，说对这样的病人是不是应该止汗呢？我们说还是不要，而《黄帝内经》当中也提到了，叫做暑当与汗皆出，不止。也就是说暑天感冒、暑湿感冒时，不要一有汗就要止汗，这是错误的。因为我们还恰恰要利用这个发汗把暑邪、把湿邪给赶出体外。而要另外注意的是，在这个时候还可以配合使用一些羌活、藿香、佩兰等芳香化湿的药物进行治疗。

选择用药上，也是如此，不宜用寒凉之品，应当选择宣散热邪的药物，将其透发出去。在这里我推荐一个小方，冬瓜荷叶扁豆饮：冬瓜500g，白扁豆30g，鲜荷叶15g。冬瓜连皮切成小块，扁豆、荷叶入布袋。同入锅中，加适量清水，大火煮沸后改小火炖煮1小时。可加入少量盐调味。此方具有清暑热，清肺化痰之效。可用于暑湿感冒，身重疲乏，咳嗽痰多，痰色黄白。

通过上面的讲述，我们可以知道，暑邪为患，常常都是与湿热邪气相伴而生的，因此在治疗暑邪的过程中，我们常常要考虑用一些燥湿、健脾的药物，诸如生薏苡仁、黄柏之类。

第十八集
"伤心"的夏日

一、暑热神昏

北京每年夏天的时候，都是旅游高峰，会有很多人带着孩子来旅游。有一些景区基本上是来北京必去的。有一次在景区门口，天热，排队的时间又长，突然就有一位女游客倒地上了，脸色惨白。旁边同游的人一看就急了，赶紧叫她的名字也不答应，十分吓人。后来家人帮着把这个游客的防晒衣解开，又掐人中，逐渐转醒了，赶紧又从包里拿出水，给这位女游客喝了下去，旁边还有别的游客说："您别给她喝纯净水，我这有运动饮料，让她喝我这个。"司机也跑过来了，说我把车上的空调开开了，让她上车上待一会吧，然后，一帮人又把这位女游客弄到了车上。上了车，过了一会也就缓过神来了，但是还是浑身没什么力气。其实这个游客就是中暑而晕倒了。有人说，中暑一般情况下都是恶心、出汗等状况，为什么这个中暑，还会直接影响到人的神志？《素问·五运行大论》中云："其在天为热，在地为火，在体为脉，在气为息，在脏为心，其性为暑。"说明暑与心是同一行的，因此暑热邪气，最容易扰动心神，而对于人体来说，心为君主之官，统领着人体的五脏六腑，神是人体一切活动的主宰，因此，一旦有邪气侵犯，则最为凶险。暑邪扰心，一方面暑属于热，热性升散，进一步扰动心神，导致神气涣散，另一方面，暑多挟湿，湿热相合，蒙蔽心窍，影响心的主神志活动的功能，因此导致了神昏。

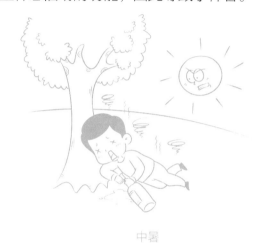

中暑

因此，《素问·生气通天论》描述了另一种暑热扰神的现象，"因于暑，汗，烦则喘喝，静则多言"，据文译义，可解为感受于夏天暑气而发热者，症见汗出，烦躁时即喘促气粗，喝喝有声。如邪热伤阴，精神内乱，身形虽然平静，而反见多言多语。这种多言多语也是一种扰神的现象。

（一）治疗

那么面对中暑的这种晕厥或是扰神的现象，我们应当怎么做呢？

1. 改善环境

首先应当改善暑热环境，降低所处温度。将患者转移到阴凉处，透风空旷的地方，脱掉衣服，如果有条件可以用电扇或空调降低环境温度。全身用温凉的湿毛巾擦拭，不要用冰水或冰块使体温剧降，否则会使皮肤血管极度紧缩，皮肤血流阻断无法继续排热。此外还需注意，保持患者呼吸道通畅，如有呕吐，应及时清理秽物。

2. 掐穴位

如果中暑严重,如刚才所讲的陷入昏迷,可以掐一个重要的穴位人中穴。

在现实生活中,大家都知道有人昏倒了,第一反应就去掐人中。可是为什么要去掐人中呢?如果说掐人中是强刺激,那么,我敲你一棍子,扇你几巴掌,也是强刺激。为什么非得掐人中这个地方呢?而且这个地方为什么叫人中,有人说中是中间吧,如果按照人体比例来看,这个地方太高了,怎么能叫做人中呢?这就必须用中医理论来解释了。

中医认为,人中是我们人体内最大的两条经脉的连接点,看过武侠小说或者电视的人都知道,练武之人要打通任督二脉,那就功力大增了。这个任督二脉就是人体的两条最大的经脉。

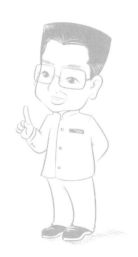

人中穴将阴、阳重新和合,通过压迫人中把气血重新调上来。故中暑昏迷可以掐人中。

所谓督脉起于会阴。会阴就是我们前后阴正中的那个地方,但不是在那个点上,而是在那个点里面,在我们身体的内部,可能是丹田,然后分两支,一支从少腹往上走,一支从长强穴往上走。长强穴就是我们背后的尾椎骨的最后一个穴位,这样一直走到头部再到人中。督脉是人体的一条大阳经,它主气,对男性来说,它在很大程度上决定了男性的生殖能力。因为督脉决定了人体的脑、髓、肾、腰脊、脊柱、脊髓等。所以说,男性是否有生殖能力,就要看督脉。

另外一条经脉就是任脉。任脉是在我们人体前部的一条正中线,它也起于会阴，然后沿耻骨一直到人中，与督脉在人中处交汇。这是人体的一条大阴经。这条大阴经是主血，管生育的，所以不能受伤。也正是因此，我们不鼓励女性剖宫产，腹部无论是横切还是竖切，都会损伤到这条经脉。督脉和任脉都算是奇经是属于奇经八脉，我们可以说它是元气的储存地。而我们的人中恰恰是任督二脉的交汇处。

为什么人昏倒要掐人中呢？人昏倒实际上很像《易经》卦象里的阴阳离决。意思是阴气在下面，阳气上行在上面跑走了，这样就属于阴阳离决，在这种情况下，就必须通过刺激人中这个穴位将阴、阳重新和合，通过压迫人中把气血重新调上来。这个昏倒的卦象叫做否卦。通过掐人中以后，给调整过来的象就叫泰卦。

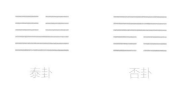

泰卦　　　否卦

这就属于阴阳和合卦，因为阴气是下降的，阳气是上升的，这样阴阳和合的话，人体就能够清醒。阴阳的交合就是人体两大经脉的一种交合，所以人中这个穴位在人的身体当中就显得至关重要。

这么重要的穴位，到底在哪儿呢？该穴位于人体的面部，当鼻唇沟的上1/3与中1/3交点处，急救时，直接用大拇指指端切压穴位。现代研究表明，急救时刺激人中穴能够改善血压、兴奋呼吸、增强心肌的能量供应，有利于阻断惊厥的发生及发展，加快苏醒。将大拇指屈曲为90°，指尖切压在穴位上，指力内收，力贯指端，先从中间往上顶推，进行强刺激。此时大拇指一紧一松地按压，节律均匀，频率快则每秒三四次，慢则每秒一两次，轻重、快慢交替进行。

3. 补液

由于这种晕厥，往往都伴有大量汗出，正如《灵枢》中提到"暑则皮肤缓而腠理开"所以常常都有脱水的表现，要注意补充水分，如意识清醒，可以喝点淡盐水、绿豆汤，但不能过量饮水，尤其是热水。因为过量饮用热水反而会使患者大汗淋漓，造成体内水分和盐分进一步大量流失，严重时还会引起抽搐。需要注意的是，不要给意识不清醒的患者饮水，容易造成呕吐。当然，如果出现高热，呼唤不醒，则应尽快送医院处理。

（二）易患人群

什么样的人最容易受暑邪干扰而进一步扰动心神呢？

中医对待疾病一般都从正气和邪气两个角度去思考。中医讲"正气存内，邪不可干"。尤其是在暑气侵袭这一方面，真正是由于天气特别极端，把人热得受不了的情况一般比较少。往往都是那些正气不是那么充足，体质不是那么好的人，在没有引起特别注意的情况下，会不小心被暑气所伤。哪些人容易被暑气所伤呢？首先我们想到的就是体质比较弱的人群，比如说儿童、老人、有慢性病或者重病的患者和孕妇等。这些人确实容易被暑气所伤，但是我们平时对这一类人群的关注度都比较高，像公交车、地铁有专座。所以这一类人群不太容易出现不小心被暑气所伤的情况。当然，儿童和青少年比较特殊，一般家长会比较注意，但是儿童和青少年的生活经验比较少，往往他们在独自活动的时候，会有自己照顾不周全的地方。例如，小孩子尤其是男孩子夏天都爱出去玩，喜欢踢足球，打篮球。一般运动场比较空旷，太阳直射的情况比较多，男孩子又贪玩，很少说能够按时回家。有的时候运动场周围还没有卖水的地方，补充水分不够及时。回家之后也是活蹦乱跳的，等过一阵就容易"抽筋"。所以对于儿童，家长们需要更多的关注一下。

除了以上这些人群以外，某些体质的人群在夏天也比较难过。例如前一阵我就见到了这样的一位同学，一看就是体重超标，大概一米八十五的身高，体重估计有两百五六。头上、脸上有很多油，感觉像没洗脸一样。穿的衣服也是湿的。这位同学因为在寝室住宿而苦恼。因为寝室有五位同学，别的同学身材基本上都比较正常，作息习惯也比较一致，而这位同学就受不了了，每天晚上就感觉特别热，热的睡不着觉，床头要常备一条毛巾，擦脖子上的汗。另外还有一点就是失眠，他同寝室的同学晚上只要有一点动静，他保证就醒过来。总之这一晚上就是先在床上擦汗，擦到其他人都睡着了他才能睡，别人一醒他又睡不着了。

像这位同学这样的体质，就属于一个比较典型的痰湿加阳热的体质。

这类人基本上在夏天过的都不会很好，尤其是集体生活。比如在办公室里，他感觉正好的温度，别人感觉就会有点冷，他一开空调，别人就得穿衣服，要是做室外活动就更加难熬了。

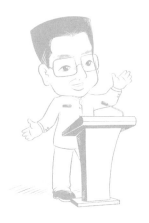

痰湿质、阳热质的人群更容易受暑邪干扰。

气虚质、阳虚质的人群，心肺功能较差，也容易受暑邪伤害。

再有一种体质夏天也很难过，就是气虚或者阳虚的体质。这类人的心肺功能一般都比较差。当然，心电图有问题，造影有问题，平板运动试验有问题的这类人肯定是要注意了。我们这里讲的是这些指标检查都没有异常的这一类人。同时也提醒那些比较年轻，自我感觉比较良好，觉得疾病离自己还很遥远的人要注意这些问题的出现。这类人从外形上看，体重超标的不多，体重超标的一般都是虚胖。一般偏瘦的人出汗可能不是很多，而虚胖的人出汗比较多。这类人比较共性的就是坐不住，瘫在沙发上最好了。白天看着也没有精神。晚上睡觉也不好，总是做梦，很多梦都是稀奇古怪的梦。像这类体质按西医的说法就是心肺功能差，要去跑步，要去健身，没有其他的办法。《素问·刺志论》中说"**气虚身热，得之伤暑**"，而中医就说要调理一下，最重要的就是按照中医的养生原则来进行作息。

（三）预防

中医最讲究未病先防，因此对于中暑最需要强调的是预防中暑，人们在高温天气下进行户外体力劳动或长时间持续暴晒都会引起中暑，中暑后会出现头晕、呕吐、乏力等症状，严重者甚至会死亡。为了避免这种情况出现，我们要尽量避免在高温天气下外出，并做好防护工作，避免在烈日下长时间暴晒，早上10点到下午4点期间是阳光最猛烈的时段，我们尽量避免在这段时间外出，在夏日外出做好防晒工作很重要，出门要记得打遮阳伞，尽量穿棉麻、丝质吸汗、透气的衣服，而且外出的时间不宜过长。

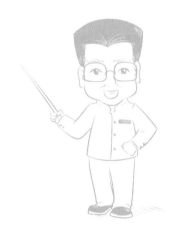

预防措施
一、避免高温天气外出
二、补充水分和盐分
三、携带急救药物

其次要注意补充水分与盐分。夏天人体缺水，我们要时刻记住给身体多补充水分，不要等到渴了才喝水，最好每天保证补充1.5~2L的水分，多进食水分含量高的水果和蔬菜，在运动后或大量出汗后可以喝适量的淡盐水，及时补充身体流失的无机盐。

去较热的地方或是体弱的人随身携带急救药物。如十滴水、风油精、仁丹等，如果身体感到不适，我们应及时拿出这些应急药物进行自我急救，如感到头晕、胸闷，我们可以点几滴风油精在太阳穴和胸口，这样能够轻缓不适。

二、暑夜不安

其实，暑热扰动心神，还有一种状况很常见。一般我们都有这样的体会，夏天晚上天太热，热得我们睡不着觉。除此之外，睡觉做梦多、做的梦不太好，这些现象也是暑气扰神的一种表现。中医说人与自然相应，白天阳气比较盛，晚上阴气盛，也就是阳气比较弱。所以卫气白天行于外，晚上行于体内。但是到了夏季，天气热，白天长，夜间短，从这些说明阳气比较盛，人就不容易入睡。很多时候，都是有凉风吹进来之后才能入睡，像东北，一般晚上就比较凉快，睡的就比较安稳，到了沈阳一带，基本上晚上十一二点就开始比较凉快，这个时候睡觉就很容易睡着。而北京基本上就得到夜里一点才能彻底凉快下来。有的时候即使睡着了，也容易睡不安稳。主要的表现就是梦，要么就是多梦，要么就是梦到的情景不太好。有的时候，在特别热的天气我们会觉得睡眠不好是和天热有关系，但是在刚入夏的时候，往往我们会忽视这个问题，觉得睡眠不好的原因可能是和工作，人际交往有关系。

三、心烦急躁

由于暑热最易伤心，热扰心神，人常表现出心烦不宁，坐卧不安，思绪杂乱。此时，除仍需加强防暑降温之外，应有意识避开不良情绪的干扰，做到遇事不烦，处事不躁，精神愉快，心情舒畅。要合理安排个人起居，做到作息守时，生活规律，保证适当的睡眠和休息，避免过度疲劳。

再一种扰神的情况主要就表现在白天的时候。前一阵有一个患者，是一个高二学生。高中生夏天要出去补课，这个学生，学文科的，想趁着暑假出去学点东西，然后就报了一个十天的班。培训班开空调，但是冷气开得不够足，加上人也多，上了五六天以后，这个同学就有点感觉吃不消了，然后就跟家长说不想去了。家长就问了，你怎么不想去了呢？这个学生就说，我状态实在是不好，听讲听不下去，听一会儿就觉得烦，总想着赶紧下课。做题也做不下去，感觉没思路。也不爱说话，别说回答问题了，下课都不爱和同学玩了。上课坐也坐不住。家长就觉得你不好好学习还说得这么有道理，十七八岁的大小伙子，身体也挺好，就是三分钟热度，没有毅力想偷懒。就让他再坚持坚持。这个同学还挺听话，又上了几天，到第八天的时候，就开始睡不着觉了，明显没什么精神了，家长一看，都这样了就别去了。结果刚不去，就开始发热，嗓子也干，有痰，还说不出来话了。这时才发现，这孩子真的是病了，赶紧就到医院来了。

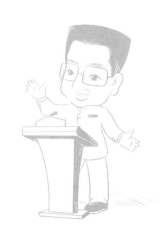

暑热扰动心神的表现：睡眠质量差、白天注意力不集中、情绪急躁易怒。

　　除此之外，还有的人主要表现在人际交往时，情绪波动比较大，或者是处理问题、处理工作上会比较急躁。这种状态很多人经历过，但是很少有人会意识到是由于暑气侵袭导致的。一般在工作上表现的就是，原来一个小时就可以做完的工作，现在不能按时完成了，同时还总担心时间不够用。尤其是创作型的工作，还有学生。很多学生都有这方面的经验，一到夏天，很难在凳子上坐的特别稳，写作业写的特别草，背东西有时候也心不在焉，本来看两遍就能记住的知识，现在发现记不住，就特别着急。尤其暑假是一个提高素质的好时候，很多课外班都会在这个时候开展，有些人参加这些培训效果就不好，感觉记不住，而且越记不住越着急，越着急越记不住。尤其是临近升学考试的学生，高考，研究生入学考试等。很多学生都准备早点复习，就从夏天就开始了，然后就发现，很难进入状态，还特别着急。这可能就是暑气导致的急躁。

　　心理学家将这种现象称之为"情绪中暑"。研究表明当气温超过35℃、日照超过12小时，"情绪中暑"的比例就会上升。这种情况经常发生在办公室或在车内，有时候我们也叫"办公室脾气"和"车脾气"。就是因为天气太热,容易让人变得心浮气躁，一些原本脾气不错的人，也会失去耐心，稍有不顺，便恶语相向，甚至拳脚相加。《素问·离合真邪论》中说："夫圣人之起度数，必应于天地，故天有宿度，地有经水，人有经脉……天暑地热，则经水沸溢。"

四、暑的重要性

上面说了这么多关于暑热给人带来危害的状况，那么是不是没有夏天，或者人为的避暑，躲在空调房里，就会好了呢？这当然是错误。其实夏天的炎炎夏日，也给我们带来了诸多好处。比方我们日常所见的太阳能，就是利用太阳照射，转化成清洁的能源。就像《素问·四气调神大论》中说到的"夏三月，此谓蕃秀，天地气交，万物华实"。所以说，夏季是不可缺少的，是我们生活的重要组成部分。从自然界来说，夏天的这种热其实是有利于动植物的生长和发育的。春天是花的季节，夏天就是孕育果实的季节。人怀孕叫"孕"，植物结出果实，叫做"实"。如果夏天不热，这种孕育果实的过程就很难成，就会出现到了秋天没有收获，就叫华而不实、秀而不穗。农民最怕的就是夏天出现这种连阴天，阳光照射不够。推及人体也是一样。《素问·生气通天论》中就有"阳气者，若天与日，失其所则折寿而不彰"。一年之中，阳气最充足的就是夏季。夏季阳光充足，植物的光合作用多，植物的生长也比较快，为我们提供很多的食物，间接也有利于我们的成长。我们人体的阳气，也就是我们所谓的活动力，与夏季的热息息相关，也是依靠夏季进行长养，积攒阳气。《黄帝内经》中说"春夏养阳"，不仅自然界中的植物要在夏季生长，人在夏季也要长养阳气。由此可见，暑气是我们生活中不可缺少的一部分。

第十九集
避暑有门道

　　前几集我们谈了暑热的特性、危害以及重要性。那么我们怎么才能够做好暑季养生呢？我们讲有两条原则，一个原则是顺应暑夏的特性，保护好人体的阳气，为下一个季节打好基础。第二个原则是注意避开暑热之邪，防止过热或者过湿。

　　在具体讲之前，先讲一个真实的故事，也是我们见到的一位患者。患者是东北人，东北人为人豪爽，豪爽的最大体现就是爱喝酒。这位患者当时40岁左右。夏天的时候遇上点不顺心的事，心情不太好，心烦。虽说心里烦，但也没怎么当回事，日子该过还照样过。这位患者有个爱好就是喝酒，用他的话说就是小酌怡情，每次也就喝一瓶啤酒。到了夏天当然就喝冰镇啤酒了。喝酒就得吃点下酒的菜，这位患者当时就忽然发现这个梅菜扣肉挺好吃的。就天天晚上一瓶啤酒加一盘梅菜扣肉，当然了，梅菜扣肉一般都是吃肉。就这么连续的吃了半个月。东北的天气，一般到了八月份的时候，晚上就开始比较凉爽了，这位患者喝了酒，也不爱盖被子，晚上睡觉就让风吹着还挺凉快。忽然有一天早上，起来就感觉舌头伸不直了，有点歪。同时头有点疼，马上往医院跑，去医院一检查，中风了。等我们接诊这位患者的时候，他就说了，我现在再也不敢吃肉、喝酒啦。

　　讲这个患者的故事主要想说的就是这个患者几乎把夏季养生应该遵

守的原则全部违反了。几乎我们强调不要做的，他都做了。下面我们就谈一下在夏季的养生原则。

一、夏季起居

《素问·四气调神大论》云："夏三月，此谓蕃秀，天地气交，万物华实，夜卧早起，无厌于日。"夏三月的时候，作息时间应该由冬天早睡晚起、春天早睡早起，变成晚睡早起。道理很简单，夏季太阳落山的时间也比较晚，天亮的时间比较早。昼长夜短，阳气相对充足。那么人应当顺应天时，所以需要增长活动时间。其实人的气血在经过冬天与春天，也从伏在体内，完成了生发，宣泄到了体表，因此人也不会觉得太困倦。此外，由于夏季天气比较热，有很多地方到了后半夜天气还很热，所以我们不提倡夏季要早早的睡觉。

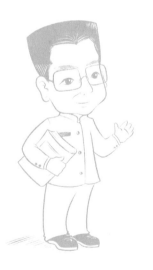

夏季养生顺应天时，
应晚睡早起，适当增长活动时间。
睡子午觉保证充足的睡眠。

还有一个问题就是夏天要晚睡早起，但是睡眠时间不够怎么办呢？中医解决这个问题的办法就是睡子午觉。子午觉强调子时要睡觉，午时要睡觉，也就是说，晚上说是要晚睡但也不能睡得太晚，一般在23点前后就要睡觉。中午可以补一补觉。像很多地方一般都会有夏至令和冬至令。也就是说冬天一般都是下午有的一点就开始工作了，等到夏天就会改成下午两点开始工作，一方面是冬天天黑得早，上下班不方便，另一个就是夏天中午的时间用来补一补觉。

关于午睡，我强调这么几点，一是午睡时间不宜过长，一般十一点到一点之间，半小时到一小时之间；另外，尽可能平卧，不要趴着或者歪着；还有，在吃完饭以后感觉到困的时候，先不要睡，再等一会儿，不要刚吃完饭，就立即去睡，否则容易影响到脾胃的消化。

二、夏季锻炼

刚才说了，夏季白天的时间比较长，同时日照也比较足，是不是我们就不要出门，不要进行户外活动了呢？肯定不是这样的，我们强调夏天一定要进行一定量的户外活动。

前几节说过，暑多夹湿，夏季人体的湿气比较重。所以适当的锻炼有助于排除湿气。同时由于暑气伤津耗气，为此，在锻炼中有一些需要注意的地方。

可以发发汗，帮助我们排毒，同时还可以预防骨质疏松，年轻人还能补钙，提高心肺功能。这里要强调的是，户外活动要有一定的注意事项。首先就是要避开正午烈日的照射，并且避免过长时间的照射。有研究表明受阳光照射的时间过长容易导致皮肤癌的发生。同时还有些人是紫外线过敏，为此就更应该注意太阳照射的问题。现在很多生产运动产品的商家都生产防紫外线的衣服等，这也是一种预防的措施。另外说一句，如果长时间在室外活动，该打伞就要把遮阳伞打上。

另一个就是锻炼的时候不要太过于坚持。很多时候大家都是说锻炼一定要能够坚持，不仅是锻炼人的身体，还是锻炼人的意志。我们看中国功夫的电影或者故事经常会听到说要冬练三九，夏练三伏，就是强调锻炼要坚持，不能放松，尤其是在热的天和冷的天都要坚持。除此之外，有一些疾病也是需要患者经常锻炼的。我们现在讲，要科学养生，尤其是夏天比较极端的天气下，尤其要注意。像前几节讲的那位糖尿病患者，天气很热的情况下还坚持每天步行。这样有的时候会加重患者的不适感，导致患者心情变差，也会影响饮食、睡眠等方面。所以说，夏季的室外锻炼一点更要讲究科学锻炼，适可而止。

三、夏季居住环境的选择

前几节我们讲过，暑性炎热，其性升散，选择合适的居住环境是避暑的好方式。夏天在居住环境方面也是有些要注意的，古代的人就很注意居住环境的问题。我们都知道古代取暖制冷的条件和现在比要差得很远。即使是现代，在空调普及之前，夏天室内纳凉一直不太容易。古代有钱的人家可以在冬天存储一些冰块，等到夏天的时候拿出来放到屋子里边，这样通过冰块融化吸收一定的热量。但大部分人群并没有这样的条件，但是古人有古人的智慧，可以通过房屋的设计尽量使房屋适合我们生活。我们知道东北的冬天非常冷，尤其是黑龙江，经常是冬天最高气温零下十几度。这样的温度，现代我们都有暖气，在设计房子的时候不会考虑太多，一般就是根据美观、经济这些方面来设计。以前黑龙江叫北大荒，人少，冬天取暖特别麻烦，所以建房子的时候就要把取暖放在首位。在这样的背景下，就有一种比较独特的房子，土话叫"地窨子"。

建造这种房子最开始是在地上挖个坑，一般都是长方形的。然后在这个坑的上边搭房子。这种房子，门楣比较矮，屋子的举架也低。但是在冬天，相对的就比较暖和。这种房子夏天怎么在里边居住呢？一般就不会在这里边住了。

现在生活条件好，很少还有人住这样的房子了。从这个地窨子的例子我们就能看出来，一般房顶比较高的房屋就比较凉快，低的房屋就比较保暖。所以古代一般稍微条件好一点的人家都会把棚顶建的比较高。再比如我们经常有的经验就是挂蚊帐的时候就感觉憋闷、压抑，摘掉蚊帐感觉就会好很多。有些人受不了挂蚊帐憋闷的感觉，整个夏天都要靠其他的方式驱蚊。

现代我们一般都有空调了，大家一到夏天就喜欢在空调房里待着。其实这样的习惯并不好，前边我们已经讲了，夏天只要是能够承受得了的情况下，最好不要经常吹空调，尽量让自己出一出汗。就居住而言，除了房屋以外，还有就是开窗户和睡觉盖被子的问题。有些人夏天觉得天气热，晚上睡觉的时候脖子总容易出汗，所以晚上睡觉的时候就喜欢把头转到离窗户近的地方睡，让风可以直接吹到头部，这样做是很危险的。

曾经听说，一个男同学，长的相对比较胖，就睡在离窗户近的床，为了更凉快就把头冲着窗户睡了。长得胖就容易晚上打呼噜，结果就吵得他们寝室的一个同学睡不着觉，再加上天还热，这个同学在床上躺着就越躺越烦。后来这个同学烦的受不了了，就下床晃悠睡窗户边上的那个同学，晃悠晃悠，这个同学还打呼噜。结果这个同学就拿牙膏抹在这个同学嘴的周围了。折腾一圈之后就感觉累了，也就上床睡觉去了。第二天早上起来住床边上的这个同学嘴就歪了。后来又是针灸又是吃药的，终于把嘴正了过来。所以说晚上睡觉尽量不要头冲窗户。同样的道理，晚上睡觉最好把肚子盖上点，很多人早上起来腹泻的原因就是晚上睡觉不爱盖被子，觉得盖被子热，等早上一起来就马上上厕所。

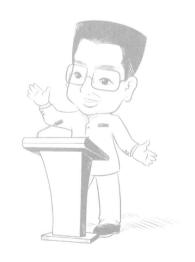

暑性炎热，其性升散，选择合适的居住环境是避暑的好方式。

夏季应适当出汗，不要经常吹空调。

刚才说到那两位同学的事，其实那位往别人嘴角抹牙膏的同学很大一部分睡不着觉、心烦的原因也是因为暑气。所以在这里我们就要说一下情绪的调节。前几节说过了，夏季很多时候很多小事都会导致我们情绪上的改变。我们有一个俗话叫"看着碍眼"，说的就是这样的一种情况，东西稍微多一点，稍微乱一点就会感觉不舒服。处理事情以及别人交往的很多时候就感觉不顺心。夏与心相应，夏季暑气与心神的关系也比较密切。所以夏季经常会对情绪造成很大的影响。尤其是睡觉的时候，夏天晚上也比较热，不是躺在那就能入睡。这个时候就容易让人很烦躁，最好的办法就是降温，有空调就开空调，没空调就开电扇，在地上睡，或者就到外面去睡。有些人喜欢睡在蚊帐里边，这个时候就尽量不要在蚊帐里边睡了。

四、心静自然凉

中国有一句古训，叫做"心静自然凉"。说的其实就是在情绪上，要注意"防暑降温"。夏天是火热的季节，相对于情感就是人会变得容易喜，容易乐，容易兴奋，容易躁动、恼怒。夏天同时要注意的是要排解自己的情绪，我们说怎样才能够做到排解烦躁情绪呢？《素问·四气调神大论》中提到的"使志无怒，使华英成秀，使气得泄，若所爱在外"。说的非常明确。我们说烦躁愤怒的前提是郁，所以想要无怒的根本方法是不郁，怎么才能做到不郁闷呢？就是当你感受到了什么，就直接地表达出来，不要过分的搁在心里，不要压抑自己，总是使内心保持平静。"若所爱在外"，尽情地流露、表达自己的爱心和爱意。我们说春天是情爱萌动的季节，是青涩的，刚刚蠢蠢欲动的那种情感，到了夏天，就该让它表露出来，是一种热烈的爱。其实，人的任何情感和情绪都有物质基础，爱也是一种能力。其实有很多人的这种能力都有所缺失。可以说是"爱"无能，表现为"心有余而力不足"，用一个字来表达就是"哀"。这种状况即便看到夏天，植物繁茂，花果秀美，周边人很欢乐，但是他也却提不起精神，热烈不起来。这种情况下，我们就要用一些补益心气的方法，慢慢帮助他恢复自己的心气，心气恢复了人才会显得有情有义、有血有肉。有些老年人在年岁大了以后会出现"苦忧悲"的状况。消极厌世、抑郁、不愿见人，有的人更明显地心率也比较慢，就是还有些人会被医生建议去装起搏器。这种情况由中医来看属于心的阳气不足，需要振奋鼓舞。我们建议这些人在饮食当中可以适当吃一些血肉有情之品，另外要用一些中医的补益心气心血的药物，比如说鹿角胶、阿胶、鹿茸。在此，给大家推荐一个适合夏天，针对没有什么欲望、热烈不起来人的一种粥，叫肉苁蓉粥。这个肉苁蓉是生长在沙漠里面的一种植物，一般我们到药店把它买来洗干净，每次用30克，把它和小米煮在一起熬粥，稍微加一点盐，一起来服用。它不仅能提高人的心气，另外还有非常好的润肠、通便的作用。

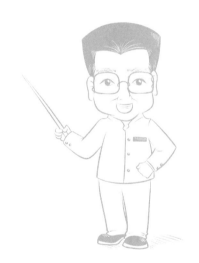

肉苁蓉粥

肉苁蓉30克与小米熬粥，加盐调味。可以提高人的心气，还有润肠通便的作用。

五、夏季的养生食物

如果想要让自己度过一个健康清凉的夏天，那么在饮食方面必须要加倍注意，因为我们每天都要进行必要的活动，这些活动的顺利进行离不开食物所提供的能量。所以在夏天我们必须要遵循一定的饮食原则以避开一些禁忌事项。首先在口味上应该遵循"冬季肥厚，夏季清淡"的原则。清淡主要是指盐要少，油也要少。中医认为，春宜酸、夏宜苦。在平时的生活中，谁也不想吃苦，因为在大多数人的印象中，只有那些治病的药才是苦涩的。绝大多数的朋友还是对味道香甜的食物比较感兴趣，但是在炎热的夏季，这个观念必须要改一改了。虽然苦味食物在味道上可能并不占优势，但是夏天可是它的主战场，因为苦味食物拥有很强的消暑作用，在夏天的时候多吃一些苦味食物可以很好的消除炎热天气所带来的燥热感。常见的苦味食物有苦瓜、莲子、百合、竹笋等，可以看到这些食物都是比较常见的，无论是在超市还是在菜场都可以轻松的购买到，并且这些苦味食物并不是真的苦，只是味道比较清淡而已。

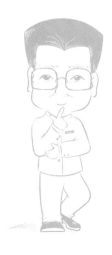

夏季可以食用一些苦瓜、莲子、百合、竹笋等苦味食物来养生。

夏天的气温比较高，有些城市甚至会出现几个月不下雨的情况，气候环境再怎么恶劣，人们依然还要每天上学上班。长时间的生活在这种天气中，身体中的水分会快速地被蒸发掉，口干口渴现象也会频繁的出现。针对这种情况，人们需要做的就是及时的为身体补水，除了每天多喝一些水外，还可以在水中加入适量的盐。因为汗水的蒸发同样会带走体内大量的盐分，适时的在饮水中加入一些盐可以有效地避免身体缺盐的情况发生。

炎热的天气不仅会让人感到异常的烦躁，而且会对人的饮食选择产生不小的影响。大街小巷的各种冷饮卖得很是火爆，冷菜摊上的菜肴也常常供不应求。但是这些食物应该怎么吃，能吃多少却很少有人关注。在吃了这些食物后虽然可以给人带来不错的味觉享受，但是频繁地吃这些食物却有可能对身体健康产生危害。大量饮用会导致汗毛孔宣泄不畅，机体散热困难，余热蓄积，极易引发重度中暑。

在这里我还要讲一个夏季当令的水果西瓜。西瓜不仅有很好的清暑、解渴的食用价值，而且还是一味很好的中药，中医把西瓜称为"天生白虎汤"。什么叫白虎汤呢？这是一个清热、生津、润燥的方子。它专门治疗"四大"的症状：就是大热、大渴、大汗、脉洪大。这个方子里我们用的药物有：石膏、知母和甘草、粳米。如果您身边不凑手，没有这些中药就用天生的白虎汤来治疗，其实就是吃西瓜，吃完以后就热退、津生、汗收，脉也能够得到平复。很多人说吃西瓜容易上火，这种说法应该说没错，但它和之前说的清热、润燥的功效并非矛盾。西瓜有利尿的作用，吃完西瓜就不停地小便，小便过多就会伤到津液，产生了一种阴虚火旺的症状，就是反而现嗓子干、鼻子出血。这其实是西瓜吃多了的一种副作用，因此吃西瓜也需要注意量。

说到这里给大家再推荐一个常用中药——西瓜翠衣。就是西瓜瓤和西瓜外皮中间的那部分，绿色的瓜条把它晒干入药煎，能起到清热解暑的效果，其实我们可以把它做成一个很好的凉菜。

六、防暑降温茶

夏季适合喝什么茶？夏季天气炎热，这个时候喝杯热茶可以防暑降温，但茶的品种有很多，那么夏天适合喝什么茶呢？我给大家推荐一个荷叶丝瓜茶，分别称取鲜荷叶、银杏叶、扁豆花、丝瓜皮、竹叶各15克，洗净后放入锅中，加水煎成药汁，滤去沉渣，然后加入适量白糖、20克银耳，加入开水冲泡，凉后即可饮用，有防暑的功效。

那么说到这儿呢，我就把这个暑的大概情况跟大家介绍完了。大家一定要注意，暑是有季节性的，一说中暑，就是偏于某个季节，夏至以后才能中暑。而且它是偏于外邪的。所以这一点呢，跟我们讲的其他邪气还不太一样，我们讲风的时候，说寒的时候，都有外风、外寒，还有内风啊，内寒，我们说暑的时候很少提及内暑。一说暑，基本上就外来的邪气。这一点我希望大家能够理解。而且我也希望大家一方面安全度过暑季，不要让暑邪侵犯人体，引起各种疾病。另一方面，也要注意暑季的时候更好的养生，保护好我们的阳气，不要使阳气受损，保护好我们的阳气，才能为下一个季节打下基础。